Univ. Prof. Dr. Raimund Jakesz

Lebenskraft –
Kräfte des Lebens

BACOPA VERLAG

© 2019 BACOPA VERLAG
4521 Schiedlberg/Austria
Telefon: +43(0)7251-22235
E-Mail: office@bacopa.at, verlag@bacopa.at
www.bacopa.at

Bildquellen:
Cover: stock.adobe.com
S. 109 + 113: pixabay
S. 144: Karoline Liebhart

gedruckt in der EU

ISBN 9783903071643
1. Auflage 2019

Univ. Prof. Dr. Raimund Jakesz

LEBENSKRAFT –
KRÄFTE DES LEBENS

BACOPA VERLAG

INHALT

Danksagung 8

Einleitung 9

Die Erde, ein Planet um zu lernen 11

Meditation zum Inhalt des Buches 12

Der Zauber des Lebens 18

Ehrlichkeit – Aufrichtigkeit für das eigene Sein 23

Das Wesen der Affirmation 26

Meditation: Selbstbewusst sein – Selbstwert 28

Wir leben oft Mangel, wir können Überfluss erleben 34

Lebenskraft ist zentral in unserem Leben 38

Sieg – Niederlage 43

Denken und Fühlen 45

Lebensaufgabe 54

Der menschliche Geist 56

Meditation: Die innere Befreiung 60

Die Energie des Lebens 66

Aufmerksamkeit auf unser multidimensionales Leben 73

– Aufmerksamkeit auf unser Denken 76

– Aufmerksamkeit auf unsere Gefühle 78

– Aufmerksamkeit auf unsere Emotionen 79

– Aufmerksamkeit auf unsere spirituelle Ebene 80

Unsere Strahlkraft – das Licht 82

Erwartungshaltungen 87

Wir sind das Zentrum 90

Befreiung 94

Die Ahnenreihe 97

Meditation: Befreiung, Auslöschung .98

Heilungstechniken 103

Verbindung und Trennung 108

Die innere Sicht 113

Meditation: Ich lasse mich nicht anstecken, ich bin immun. . .118

Das Außen kann mich bewegen 121

Wünsche 124

Das Außen als Spiegel 126

Herausforderungen 129

Die Art des Lebens, die Kunst zu leben 133

Vertrauen, Sinnhaftigkeit 135

Meditation: Vertrauen – die Kraft der Transformation 140

In der Ruhe, in der Stille liegt die Kraft 144

Meditation: Bewegung in der Stille 145

Lösen der mentalen Anspannung 149

Trennung: Das Ego – das alter Ego 156

Meditation: Trennung und Verbindung 163

Der Schlaf 168

Gewinnen – Erfolg 176

Meditation: Erfolg – Glückseligkeit 176

Wenn sich Siege, Erfolg, Gewinn nicht einstellen 184

Meditation: Ängstlichkeit 186

Der Druck im Leben 190

Das Unterbewusstsein 193

Meditation: Unterbewusstsein 196

Abbildungsverzeichnis 202

Meditationsverzeichnis 204

Über den Autor 206

DANKSAGUNG

Ich bedanke mich bei meinen Familien, Freunden und Weggefährten für ihre liebevolle Begleitung.

Ich sage Dank meinen Patientinnen und Patienten, dass sie ihr Vertrauen nicht nur zur Operation in mich gesetzt haben, sondern dass sie mir auch Einblick in ihre Seele gewährt haben.

Ich bedanke mich bei Karoline Liebhart für die exzellente Betreuung des Manuskripts sowie bei Gabi Odehnal und Hansi Daucher für die wundervolle und professionelle Betreuung meiner Seminare.

Ich sage Dank der wundervollen Betreuung durch den Bacopa-Verlag, den Inhabern Mag. Walter Fehlinger und Regina Fehlinger sowie Verena Schagerl für die grafische Gestaltung.

EINLEITUNG

Lebenskraft ist so schwer definierbar, so schwer fassbar, so subtil. Solange wir sie haben und spüren, ist es für uns ganz normal, kräftig zu sein, weil wir es gewohnt sind. Erst im Mangel fühlen wir, dass uns etwas fehlt. Oft wissen wir, was uns die Kraft geraubt hat, wo wir sie verloren haben. Manchmal bleibt es uns verborgen, weil wir nicht gelernt haben, unsere Aufmerksamkeit darauf zu richten. Vieles, was mit Lebenskraft zu tun hat, ist anfänglich recht geheimnisvoll, vieles ist ungelöst in unserer Vorstellung und benötigt sehr viel intuitive Zuwendung.

Wir freuen uns darüber, wenn wir kraftvoll sind, widerstandsfähig, wenn wir uns nicht so leicht aus der Bahn werfen lassen, wenn wir uns nicht so einfach aus unserer Kraft bringen lassen. Dann stehen wir fest in unserem Glauben zu uns, in unserer Zuversicht, in unserer Hoffnung. Wir bleiben in dem, was in uns ist und was uns geschenkt wurde. Dann ist es vollkommen selbstverständlich für uns zu sagen: «*Natürlich schaffe ich das. Das traue ich mir zu. Es ist ja alles nur eine Lernaufgabe, was ich erlebe.*»

Ja, hin und wieder kommen wir an unsere Grenzen, glauben dann, nicht mehr weiter zu können. Es tritt Stillstand in unserem Leben ein. Es tut uns dann weh, uns in einem solchen Zustand zu sehen. Sind wir in unserer Kraft, und versagen wir trotzdem, indem wir Entscheidungen treffen, die unpassend und schmerzhaft sind, so können wir aktiv und entscheidungsfreudig damit umgehen, akzeptieren die Situation und sagen: «*Ich habe eine Lernaufgabe. Ich habe unpassend, leichtfertig gehandelt, kränke Dich nicht. Ich trachte das nächste Mal anders, liebevoller, mitfühlender, friedvoller zu agieren.»*

Ein Hinweis vorab: Zur Vereinfachung und leichteren Lesbarkeit wird auf die gleichzeitige Verwendung männlicher und weiblicher Sprachformen verzichtet. Sämtliche Personenbezeichnungen gelten gleichermaßen für beiderlei Geschlecht.

DIE ERDE, EIN PLANET UM ZU LERNEN

Wir sind nicht hier auf dieser Erde, um alles zu können, alles zu wissen und für alles eine Erklärung zu haben. Sondern wir sind hier, um zu lernen, um uns zu vervollkommnen, um tiefe Freude zu empfinden und gut hineinzuspüren in unser Leben, um uns zu ändern, unsere inneren Schritte zu tun, in Bewegung zu bleiben. Das ist unsere Aufgabe. Dieser Planet ist ein Planet des Lernens, der Erfahrung, der Möglichkeit der Transformation, nicht ein Planet des Könnens. Er bietet uns unendlich viele Möglichkeiten des Empfindens von Freude, ein unendlich geordnetes wundervolles Reich, wenn wir nur an die Natur denken. Wir sind auch nicht hier, dass – oder weil – wir Engel sind. Manche von uns sind es. Hin und wieder sind wir es alle. Hin und wieder sind wir es gar nicht, weil uns etwas vom Engelsein trennt. Wir sind uns unseres wahren Wesens oft gar nicht bewusst.

Zu Beginn dieser Inkarnation haben wir uns entschlossen, auf dieser Welt zu sein, hier zu sein. Wir haben uns entschlossen, bereit zu sein für diese Aufgabe, diese Lebensaufgabe, die wir uns selbst gegeben haben, die wir selbst gewählt haben, zu erfüllen: zwischen Licht und Schatten zu UNTERSCHEIDEN und uns für das Licht zu ENTSCHEIDEN, und das in Freude und nicht in Leid, in Humor und in Zuversicht und im Glauben, und nicht in Verzweiflung und Enttäuschung, in Liebe und Frieden und Mitgefühl und nicht in Gewalt, Macht, Neid und Verachtung. Für die Erfüllung dieser Lebensaufgabe, unseres Seelenauftrags, benötigen wir Lebenskraft.

Meditation zum Inhalt des Buches

Wir schließen die Augen und wir stimmen uns in diesen Raum des vorliegenden Buches ein. Wir finden den Raum in uns, in den wir uns zurückziehen können, der uns aufnimmt zur Kontemplation. Das ist ein Raum, der uns wohlvertraut ist. Wir nehmen uns Zeit, um darin anzukommen und präsent zu sein, um uns zu verankern. Das Wollen ist der Zugang. Freude erleben wollen, neue Erkenntnisse in sich fühlen wollen, intuitiv die eigene Kraft spüren wollen. Das ist das Umsetzen der Möglichkeit in die Tatsächlichkeit: Leben ist nicht Theorie, Leben will gelebt werden. Deshalb ist es so wichtig, dass wir bewusst erleben, wahrnehmen und klar erkennen, was nicht das Eigene ist, womit wir aus welchen Gründen auch immer nicht mitschwingen können und wollen. Lernen wir gut zu unterscheiden. Wir haben unterschiedliche Aufgaben, Talente, Herausforderungen. Was für manche stimmig und heilsam ist, bringt für andere kaum eine neue Chance oder eine sich bietende Möglichkeit.

Stellen wir uns eine Kreissäge vor, die nicht weit entfernt ihre laute Arbeit verrichtet, während wir meditieren. Was will uns nun die Kreissäge fragen: «**Wie tief bist Du in Dir? Wie sehr kannst Du mich, die Kreissäge, aus Deinem Energiekörper heraushalten? Wie stark ist Dein Fokus? Bin ich stärker als Du? Kann ich Dich ablenken? Kann ich Dich Deiner Ruhe berauben?**» Und wenn wir nun diese Kreissäge als Vergleich ansehen für die vielen Aspekte unseres Lebens, die uns vom Fokus auf das tatsächlich Wichtige ablenken, so werden wir uns der Bedeutung dieses Bildes bewusst.

Störungen von außen erzeugen in uns oft Unwillen, Ärgernis, Angst oder Sorge. Kann uns die Kreissäge packen und aus uns «kleine energetische Stücke» machen? Geben wir der Kreissäge im Augenblick eine Chance zur Beeinflussung unseres Lebens? Erlauben wir Dingen, die wir erleben, uns so stark zu beeindrucken, dass sie unser Wohlbefinden stören? Lassen wir sie eindringen? Ja, das Ego ist es, das sich ärgert. Das Gehirn fragt: **«Warum muss jetzt gerade gesägt werden?**» Das Herz sagt: «*Mir ist das vollkommen egal, ich kann in mir ruhen. Trotz allen Lärms kann ich in meiner Stille bleiben.*»

Heben wir uns ganz einfach auf die Ebene des Herzens. Lassen wir das Herz da sein, und im Augenblick bestimmen. Lassen wir uns von der Herzebene einnehmen. Diese Ebene gibt uns Kraft. Spüren wir die Kraft, die von unserem Herzen ausgeht, und fühlen wir auch, was uns von unserem Herzen trennt. Erst wenn wir Kraft haben, können wir unsere Herzenskraft verwenden. Dann können wir uns mit Themen wie Lösung, Heilung, Änderung, ja mit unserem ganzen Leben beschäftigen. Es ist nicht so, dass wir Aspekte, die schmerzhaft sind, die uns traurig machen, nicht sehen oder aus unserem Leben hinaushalten sollten. Nein. Sie gehören betrachtet, sie gehören geändert, sie gehören geheilt. Zuerst jedoch müssen wir Kraft für die Änderung haben, Kraft für Phantasie, Kraft für Erweiterung unseres Bildes, Kraft für Arbeit an uns, Kraft für Neues. Es ist keine Lösung, dass wir uns auf andere energetische Ebenen hinbeamen, wo es uns gut geht, spirituell dorthin flüchten, und dort bleiben, und die Wirklichkeit und die Tatsächlichkeit, wie wir sie erleben, aus unserem Leben heraus halten wollen. Das ist keine Lösung. Dann wäre unser Leben zweigeteilt, und unser Leben zweigeteilt ist nicht das, was uns guttut. Nein: was wir spirituell erleben, gehört transzendiert, die Erfahrungen, die wir auf höheren Ebenen machen, gehören auf die irdische Ebene gebracht, sie gehören in unserem Leben umgesetzt. Dafür müssen wir ausreichend uns zur Verfügung stehende Ressourcen haben, um mit diesem Leben auf der Erde fertig zu werden, um notwendige Aspekte unseres Lebens zu ändern. Das, was wir in unserem Leben ändern und heilen, transformiert uns letztendlich, und transformiert auch diese Welt.

Wir können das Flüchtlingsproblem nicht lösen. Aber wir können jemandem, der auf der Straße sitzt, einen Apfel schenken, oder zwei, oder was auch immer uns passend erscheint. Tätiges Mitgefühl braucht unsere Entscheidung, und diese Entscheidung braucht Kraft. Ja, von unseren Möglichkeiten her sind wir nahezu unbegrenzt. Wir benötigen jedoch Kraft, diese zu spüren und zu ergreifen. Wir brauchen Kraft, um unseren Motor zum Laufen zu bringen und zu erhalten. Spüren wir einmal ganz schöne Erfahrungen unseres Lebens, vielleicht aus der Erinnerung, oder im Augenblick. Wenn wir ganz fest hineinspüren, so fühlen wir, wie Freude in uns aufsteigt. Spüren wir einmal nur diese freudvollen Augenblicke. Stellen wir uns Blumen oder Tiere vor, lassen wir uns von der Freude, die wir dadurch erleben, durchdringen, und lassen wir alles Belastende einmal zu Seite. Fühlen wir, was das mit uns macht. Spüren wir, was wir mit anderen Menschen erlebten, wie wir beobachten durften wie sie in ihre Lebensfreude gelangen. Nehmen wir unsere eigene Entwicklung wahr, wie es uns gelingt in unserer Mitte zu bleiben, keine Erwartungshaltungen zu besitzen, unabhängig und frei zu agieren. Das ist Freude.

Eine Geschichte: Ich hatte einen neuen Abschnitt in meinem Leben vor mir, und bereitete diese Lebensänderung vor, sehr bewusst und ganz ruhig. Einer der Vorbereitungsschritte war, dass ich eine Ayurveda-Kur gemacht habe. Ayurveda ist eine ganzheitliche indische Heilkunst. Ich habe fast zwei Wochen Zeit gehabt. Diese Wochen waren außerordentlich heilsam für mich. Ich war diese Tage ganz für mich. Habe kaum gesprochen, kein Internet gehabt, hin und wieder ein wenig telefoniert, ganz wenig gegessen, weil ich eigentlich nur wenig brauchte. Essen hat irgendwie gar keinen Platz gehabt. Ich bekam bestimmte Speisen, oft gar nichts, und trank Ghee, das Butterschmalz. All das ist kein Problem, wenn man sich darauf einstellt. Ich bin leichter geworden, leichter in meinem Körper und meinem Geist. Hin und wieder bin ich in den Wald gegangen. Als ich einmal in den Wald ging, hörte ich es im Unterholz knacken und sah ein Reh. Das Reh schaute mich an, und ich schaute das Reh an. Ein schönes Reh, ein ausgewachsenes Reh, und dann ging ich weiter. Ich habe mich gefreut, dass ich ein Reh sah. Und dann kam ich nach etwa einer halben Stunde zurück auf diese Wiese. Da erwartete mich das Reh, was unüblich ist, denn normalerweise, wenn ein Reh einen Menschen sieht, läuft es weg, weil es oft schlechte Erfahrungen mit den Menschen gemacht hat.

Ich habe mich so gefreut, als ich dieses Reh wieder sah, und das Reh ist näher gekommen, und näher, und näher und näher, bis es vielleicht, ich weiß es nicht, ich habe es nicht gemessen, vielleicht fünf Meter von mir entfernt war, und dann hat es zu sprechen begonnen mit mir, so hm hm hm, und wir haben ein Zwiegespräch geführt. Und jetzt, im Augenblick, spüre ich dieses Reh wieder. Nach diesen Tagen fasten und Meditation reinigt sich der Energiekörper. Man könnte sagen, die Welt verliert an Bedeutung. Die Klarheit des eigenen Wesens steht im Vordergrund. Das Reh fühlte genau das, sah es und blieb stehen, und verlor seine Angst vor Nähe.

Das Reh stand für mich damals, und steht heute noch immer, für Sanftheit, und auch Unerschrockenheit, Klarheit, Natürlichkeit, vor allem jedoch für Herzöffnung. Das war ein besonderes Erlebnis für mich.

Die Frage ist, wie kommen wir dorthin, dass wir so etwas erleben? Fühlen wir doch das, was uns belastet, was uns beschwert, was es uns so schwer macht, träge und angstvoll, was wir in Trennung belassen, und wovon wir uns befreien sollten. Seien wir ganz ruhig, fühlen wir in uns hinein – in die Angst, die Trauer, die Enttäuschung, und gehen wir ihnen auf den Grund. Gehen wir in die Ursache und in ihre Relevanz für uns im Augenblick. Fühlen wir woher all das kommt – und lassen wir unsere innere Weisheit damit in Verbindung treten. Bringen wir unser Leben mit unserem Sein in tiefen Kontext. Das wird uns die Wahrheit und die Lösung sagen.

Ein nötiger Schritt bei diesem Bewusstwerdungsprozess ist es, unseren Körper zu unterstützen, und diesen Weg, durch den wir alle gehen können und sollten, wirklich umzusetzen. Wenig essen ist sicher ein Geheimnis. Man soll sich vom Essen nicht zu stark abhängig machen. Gut ist, viel heißes Wasser zu trinken, gleich in der Früh.

Und nochmals: Stellen wir uns ein schönes Erlebnis vor. Lassen wir es kommen, und lächeln wir in dieses Erlebnis hinein. Spüren wir, dass solche Erlebnisse eigentlich oft gar nicht so besonders sind. Sie sind oft gar nicht so weltbewegend und epochemachend, sondern sie sind oft in der Kleinigkeit und in der Einfachheit so schön. Wir müssen sie nur spüren, uns dafür öffnen, und die Freude in uns geschehen lassen. So können Trauer und Enttäuschung nicht Oberhand bekommen und behalten.

Vergessen wir bei all dieser Auseinandersetzung mit uns selbst die Kommunikation mit anderen nicht. Das Ich und das Du, das Wir und das Ihr gehören zusammen, sind eine Einheit. Sprechen, sich ausdrücken ist ebenso wichtig wie Zuhören, wie Denken auch seinen Platz haben muss: Es ist nur so, dass wir Lebenskraft nicht denken können, wir müssen Lebenskraft spüren, wir können Lebenskraft meditieren. Lebenskraft ist eine Energie. Freude ist eine Energie. Dazu müssen wir nicht denken, Freude kann man nicht denken. Denken kann doch so oft etwas behindern, was uns eigentlich tiefe Freude machen könnte. Wenn dann die Gedanken kommen und uns sagen: «Soll ich das, und darf ich das? Ist das richtig? Habe ich das nicht schon so oft anders erlebt? Wie soll ich diesmal vertrauen können? Gehe ich den richtigen Weg? Treffe ich passende Entscheidungen?» Gedanken führen uns so oft in die Trennung von dem, was uns eigentlich wirklich Freude macht, tiefe innere Erfüllung gibt. Die Gedanken führen uns manchmal in einen beträchtlichen Lebens- und Leistungsdruck, der dadurch entsteht, dass wir uns vorstellen, manches andere noch erleben und erfüllen zu müssen. *«Das ist wichtig, das muss ich noch tun. Das steht auch noch vor mir.»* Dabei entsteht so viel Druck, dass wir vor lauter Aufgaben zu leben vergessen: Wir vergessen das Innehalten, das Spüren, ganz einfach die Schönheit und den Zauber dieses Planeten und des eigenen Lebens wahrzunehmen. Tun wir es jetzt.

Ende Meditation

DER ZAUBER DES LEBENS

Sich verzaubern lassen kann man nicht im Denken. Der Zauber unseres Lebens ist ein Gefühl, ja er ist eine Gnade, für die wir uns öffnen können. Der Zauber des Lebens entsteht nicht im Burnout. Er entsteht nicht, wenn wir vollkommen erschöpft und belastet sind. Dann sehen und erkennen wir ihn nicht. Wir können uns mit ihm, dem Zauber, nicht verbinden. Der Zauber entsteht auch nicht in der Angst und nicht in der Trauer und nicht in der Enttäuschung. Sich verzaubern lassen gelingt in der Öffnung, der Ruhe, der Mitte, im Vertrauen, im Mitschwingen mit dem tiefen Erleben, mit dem sich Berühren lassen von einer Stimmung im Innen oder Außen – in unserem Herzen, in der Natur, durch die Musik. Verharren wir doch darin, ohne uns von der Hast des Lebens fortreißen zu lassen. Sich verzaubern lassen gibt uns Kraft.

Wir benötigen ausreichend Lebenskraft, die wir in uns selbst erschaffen müssen, um mit herausfordernden emotionalen Aspekten wie Trauer, Angst und Enttäuschung umgehen zu können, jedoch auch für die Erfüllung unserer normalen Lebensaufgaben.

Wenn jemand vollkommen erschöpft ist, können wir zu ihm nicht sagen: «Du musst bis Monatsfrist diese Heilschritte an Dir selbst vornehmen. Du solltest dies und anderes an Dir ändern. Du musst Deine Beziehungen in Ordnung bringen.» Wie soll derjenige denn das erfüllen, wenn keine Kraft vorhanden ist, ohne Zuversicht und Vertrauen, ohne Glauben an sich. Das heißt, wir sollen dort beginnen, wo wir die Voraussetzungen schaffen, um Änderung und Transformation in unserem Leben durchführen zu können. Jeder Schritt der Änderung und Transformation unseres Wesens erhöht unsere Lebenskraft, eben schrittweise.

In meinem gesamten Studium habe ich das Wort Lebenskraft nicht ein einziges Mal gehört. Lebenskraft als Energie ist keine messbare Größe, und daher der Schulmedizin schwer zugänglich. **«Was gibt mir Kraft? Was nimmt mir Kraft? Was tue ich dann mit dieser Kraft? Vergeude ich sie? Gehe ich sorgfältig mit meiner Lebenskraft um, in jeder Beziehung? Erhalte ich sie und bewahre und vermehre ich sie?»**

All das sind Fragen, die wir uns öfter im Leben stellen können, als wir dies bisher vielleicht getan haben. Beziehen wir den Status unserer Lebenskraft in unsere täglichen Überlegungen ein, dann wird es uns gewohnt sein, mit Lebenskraft umzugehen und die Beschäftigung damit auch als ganz natürlich anzusehen. Wenn wir genug Kraft haben, kommen die Taten der Liebe und des Mitgefühls für uns und für andere. Die Voraussetzung müssen wir in uns selbst schaffen, die Voraussetzung für Heilung, die Voraussetzung für Änderung, für das Teilen, für Verbinden.

Fühlen wir nun eine fordernde Situation in uns. Fühlen wir: **«Was macht diese Situation mit mir? Was macht eine nicht erfüllte Erwartungshaltung mit mir, eine nicht erfüllte Sehnsucht? Wo ist mein Toleranzbereich? Kann ich, ohne meine Kraft zu verlieren, gelassen beobachten, wahrnehmen, ohne zu bewerten?»** Gelassen beobachten heißt nicht, uninteressiert, abweisend oder arrogant zu sein, sondern es heißt, mit fordernden Situationen in Tiefe und Gelassenheit mitzugehen, sie anzufühlen, wahrzuhaben, in der eigenen Stärke zu sein. Und in dieser Stärke können wir uns selbst fragen: **«Was ist denn mein Teil? Was habe ich denn zur Entstehung dieser Herausforderung beigetragen? Was kann ich dafür tun, dass diese Situation besser wird? Wie kann Lösung und Heilung geschehen?»**

Kommen wir uns selbst nahe. Wenn wir uns selbst nahe kommen, dann können wir viele, viele Aspekte, die uns primär ganz unklar vorkommen, in ihrer Bedeutung erkennen. Warten wir doch nicht, bis ein Crash passiert, werden wir doch vorher aufmerksam und fühlen wir: «Was ist in meinem Raum? **Was will mir bewusst werden, ohne sich erst manifestieren zu müssen: als massives Zerwürfnis, als physische Krankheit, als manifestes Burnout, als Trennung?**» Leben wir doch mit einem halb vollen Glas und trachten wir, es mehr und mehr aufzufüllen.

Schaffen wir die Voraussetzung in uns selbst, um unser Leben zu meistern: nicht beliebig, nicht exklusiv, sondern inklusiv. Nur in der Kraft finden wir Lösungen, finden wir Änderungen. In der Kraft spüren wir: **«Was will mir denn die Situation sagen?»** In der Kraft sind wir verbunden, sind wir intuitiv. Gehen wir auf ein Energieniveau, auf dem uns Information zufließt, ohne zu denken, nur im Dafür-offen-sein. Spüren wir diese Kraft des inneren Wissens, dieses Sich selbst sicher sein: *«Das muss ich jetzt tun. Das ist es, was in meinem Leben ansteht.»* Wenn es um die eigene Kraft geht, können wir sogar kompromisslos sein. Wir dürfen an uns selbst denken, wir brauchen unsere Aufmerksamkeit nicht nur auf andere, auf den Planeten richten. Das ist nicht gefordert von uns. Wir brauchen uns auch nicht aufopfern. Ja, es kann wichtig sein zu lernen, mit den eigenen Wünschen zurückzutreten. Es gibt Lebenssituationen, da müssen wir sehr für andere da sein. Aber dies gilt nicht für unser ganzes Leben. Wenn unsere Aufmerksamkeit nicht auf uns gerichtet ist, so wird in uns auch keine Kraft entstehen. Es sich selbst wert zu sein, aufmerksam mit sich selbst zu sein, ist für manche eine große Hürde.

Wir benötigen Kraft zur Änderung unseres Wesens: Dies ist entscheidend in unserem Leben. Wir brauchen Kraft zur Wahrnehmung: **«Was soll oder muss ich ändern, damit wieder Lebensfreude in mir entsteht? Was ist notwendig, was steht an?**

Was hält mich, was fixiert mich denn in dem Zustand, der für mich manches Mal unerträglich, zumindest nicht besonders freudvoll ist? Was hält mich dort? In welchen Käfig, in welches Gefängnis habe ich mich hineingesetzt und finde nicht heraus: Ist es meine Opferhaltung?»

> ► Lebenskraft entsteht, wenn wir unsere Aufmerksamkeit auf uns richten.
> ► Freude, Liebe, Vertrauen, Friede stärken unsere Lebenskraft.
> ► In Kraftlosigkeit können wir unsere Lebesaufgabe nicht erfüllen.
> ► Geben und Empfangen in Wertschätzung und im Ausgleich des Eigenen und des Anderen stärken unsere Energie zum Leben.
> ► Lebenslange Opferhaltung, Enttäuschung, Verbitterung führen uns in den Mangel.
> ► Es gilt Wissen und Informationen über Lebenskraft mit Sorgfalt und Aufmerksamkeit zu gewinnen.
> ► Ohne Lebenskraft kommen wir nicht in die innere Heilung, die Erfüllung und die Vollendung.

Abbildung 1: **Wege in die Lebenskraft**

Immer sind es Emotionen, Emotionen unseres Ego wie Trauer, Angst, Sorge, Enttäuschung, die uns aus solchen Opferhaltungen nicht heraus lassen. Wir alle können uns nicht daraus erlösen, von ihnen nicht befreien, wenn wir nicht Lebenskraft dafür, für diesen Akt, zur Verfügung haben. Wir brauchen Lebenskraft, um uns hinzusetzen oder hinzulegen, um beginnen zu meditieren. Wenn wir beginnen, uns wertfrei, liebevoll, phantasievoll mit uns selbst auseinanderzusetzen, werden wir entsprechende Informationen für Lösung, Änderung und Heilung erhalten. Das geht nicht ohne Kraft, oder es ist zumindest viel, viel mühevoller, und bei weitem nicht so effektiv.

Für jeden Prozess innerer Heilung benötigen wir Lebenskraft. Lächeln wir in unser Herz. Das Herz hört das gern, worüber wir sprechen. Die Gedanken lassen uns zweifeln, die Gedanken führen uns oft ins Versagen, führen uns dorthin, manch entscheidenden Schritt in unserem Leben nicht zu tun.

EHRLICHKEIT –
AUFRICHTIGKEIT FÜR DAS EIGENE SEIN

Spüren wir in uns. Lassen wir von innen Ehrlichkeit und Aufrichtigkeit uns selbst gegenüber aufsteigen. Lernen wir dieses ehrliche sich mit den inneren Sinnen Betrachten. So können wir uns wirklich beantworten: «Was ist nötig in meinem Leben? Spüre ich, dass ich vor mir selbst davonlaufe? Fühle ich dieses mich ganz ehrlich Anschauen?» Flucht ist in unserem Leben nur in den seltensten Situationen wirklich eine Lösung, nur manches Mal, wenn die Bedrohung von außen zu stark ist. Wir müssen uns und unser Leben offen und frei ansehen und kraftvoll mit uns ans Werk gehen, ohne den Mut zu verlieren. Mut und Kraft gehören zusammen. Was können wir alles umsetzen, wenn es uns gut geht? Wie schnell gehen uns die Dinge dann von der Hand. Wie zäh und langsam geht es, wenn wir nicht in Stimmung sind, zu kraftlos, zu überfordert um etwas zu erreichen oder zu vollenden. Und wenn uns etwas weh tut, so sind wir oft geneigt schnell aufzugeben und zu versuchen, mit Tabletten in die Schmerzlosigkeit zu gehen, weil niemand von uns gerne Schmerzen empfindet. Vergessen wir jedoch nicht, wir gehen unsere größten Schritte, wenn wir im Schmerz, in der Belastung sind. Viele von uns lernen nur im Schmerz, zum Beispiel im Schmerz einer bedrohlichen Krankheit. Dann können wir alle unsere Kräfte mobilisieren, um die Selbstheilung zu erreichen, um den Weg in die Freiheit von Schmerz und Belastung zu gehen. Dazu brauchen wir uns GANZ. Niemand kann diesen Weg statt uns gehen, es ist unser Weg. Jeder von uns muss erkennen, dass sein Leben ganz individuell ist, jeder geht den Weg in die eigene Meisterschaft selbst, doch unterschiedlich von anderen, weil die Themen und die Traumen verschieden sind. Es gibt kein Kochrezept, nur die individuelle Zuwendung zu sich selbst.

> ▸ Offene Betrachtung des eigenen Wesens mit unseren inneren Sinnen.
> ▸ Neutrale Beobachtung des Lebens ohne emotionale Verzerrung.
> ▸ Beantwortung der Fragen an sich selbst ohne vorgefasste Meinung.
> ▸ Mitfühlende Beobachtung anderer ohne Beurteilung.
> ▸ Offene Wahrnehmung auf Herzebene.
> ▸ Tiefes Gefühl für die passende Lösung.

Abbildung 2: Ehrlichkeit – Aufrichtigkeit

Es ist immer lohnend, sich an sich selbst zu erinnern, an schwierige, fordernde Erlebnisse, und diese auch zu notieren. Seien wir doch ehrlich zu uns, indem wir hin und wieder zu uns sagen: *«Ja das ist der Punkt, vor dem laufe ich schon mein ganzes Leben davon. Den nehme ich mir vor. So lange habe ich mich nicht getraut, ehrlich zu mir zu sein. Das ist genau das, was mich quält und nicht schlafen lässt. Das ist genau das, was mich paralysiert, was mir den Boden unter den Füßen wegzieht. Dorthin lenke ich meine Aufmerksamkeit.»*

Und mit dieser Aufmerksamkeit kommt die Kraft in uns, weil die Kraft der eigenen Aufmerksamkeit, dem eigenen Fokus folgt. Glauben wir nicht, mehrere Aspekte gleichzeitig lösen zu können, sondern fokussieren wir uns auf einen, und dann auf den nächsten. Legen wir unsere Betrachtung darauf, was zentral in unserem Leben ist. Dann wenn das gelöst ist, gehen wir in diesem Schwung, in der Sicherheit und der mutigen Erkenntnis, dass wir an uns selbst etwas ändern können, zum nächsten. Ehrlichkeit ist eine Kraftquelle in uns, die uns erst bei genauem Hineinspüren bewusst wird. Die Wahrheit zu sagen erzeugt in uns ein Gefühl der Sicherheit und der Ruhe. Zu lügen oder nicht ehrlich zu sein mag zwar im Augenblick einen Ausweg darstellen, führt uns jedoch schließlich in eine Disharmonie, durch deren blockierende Wirkung Energie nicht mehr fließen kann. Unehrlich zu sein ist eine Haltung, die uns selbst von unserem Ideal-zustand, von unserem wahren Sein abdriften lässt. Dies spüren wir auch klar, wenn wir uns neutral betrachten. Ehrlich zu sein tut uns gut, zu sagen: *«Ja dafür stehe ich. Das entspricht meiner inneren Wahrheit. Damit kann ich mich identifizieren. Dies fühlt sich gut für mich an. Ja, ich gestehe ein problematisches Verhalten, eine unredliche Entscheidung.»* Dazu gehört Mut. Diese Haltung lässt in uns eine Art Wohlbefinden entstehen. In unserer Wahrheit zu ruhen, der Meinung vieler nicht nachzugeben, auch den Lehrmeinungen nicht immer unbedingt zu folgen, erzeugt eine innige Verbindung mit unserem Wesen, und die Überzeugung zu dem zu stehen was wir empfinden. Unterdrücken wir doch unser wahres Wesen nicht. Ehrlichkeit lässt uns ruhig und sicher schwingen und erhöht spürbar unsere Energiefrequenz. Das sollte uns besonders in Zeiten von fake news sehr zu denken geben.

DAS WESEN DER AFFIRMATION

Wie immer stehen wir im Zentrum unseres Lebens. Es geht darum zu spüren, was in uns ist: «Was ist meine Möglichkeit? Was ist alles in mir verborgen, was mir erlaubt, mit diesem Leben so umzugehen, dass ich tiefe Freude in mir empfinden kann? Wir komme ich dorthin? Beschäftige ich mich ausreichend lange und tief mit mir?» Dazu müssen wir über uns selbst eine Menge wissen. Das heißt aus unserer tiefen, innewohnenden Weisheit wahrnehmen und umsetzen. Dann verbinden wir dieses Wissen mit dem Fühlen und schließlich mit dem Tun. Affirmationen sprechen ist eine Möglichkeit, unser Wissen mit dem Fühlen zu verbinden. Die Affirmation hat erst ihren Sinn erfüllt, wenn wir das Thema der Affirmation auch wirklich spüren. Solange wir die Energie der Affirmation nicht erfühlen, erfüllt sich ihre Wirkung nicht. Erst wenn wir das Thema der Affirmation wirklich in uns spüren, können wir das, was uns die Affirmation sagen will, auch umsetzen. Erkennen wir in uns ein Thema, ein Muster, eine Verhaltensnorm, so werden wir in uns entsprechende Affirmationen finden und diese für uns heilbringend anwenden.

Was heißt affirmare? Firmus heißt stark, affirmare heißt bestärken. Das heißt, die Affirmation soll in uns etwas bestärken, was uns in die Möglichkeit versetzt, das was wir in unserem Leben brauchen, auch umzusetzen.

Affirmationen gehören deshalb wie Mantren oft und oft still oder laut gesprochen, mit dem vollen Fokus auf ihrem Inhalt. Wir sollen uns die Affirmationen, die zu uns passen, die wesentliche Aspekte unseres Lebens betreffen, selbst gestalten. Die

> ▶ Affirmationen sind bestätigende, unterstützende Aussagen, Mantren.
> ▶ Die Energie der Affirmationen soll gefühlt und wahrgenommen werden auf den uns zugänglichen Ebenen.
> ▶ Erst das völlige Durchdringen und Erfassen des Inhaltes erlaubt Änderung.
> ▶ Affirmationen sind heilsam sowohl in der akuten Emotion als auch in der Langzeitwirkung.
> ▶ Die oftmalige Wiederholung erlaubt schrittweise die Integration der Energie der Affirmation in unser Wesen.
> ▶ Indem wir uns der Aussage der Affirmation völlig hingeben, mitschwingen, ändern wir uns.

Abbildung 3: **Affirmationen**

Wiederholungen erlauben der Energie der Affirmation sich in uns zu verankern.

Es gibt mächtige Kontrahenten dagegen, Stärke zu leben: Angst, Furcht, Trauer, Selbstaufgabe, Trennung. All das sind Aspekte, die gegen unsere Lebenskraft gerichtet sind oder die sie uns kontinuierlich entziehen. Aspekte, die uns quälen, reduzieren unsere innwohnende Stärke, nehmen uns die Kraft. Daher müssen wir sie aus unserem Leben entfernen. Kraftraubendes muss erkannt, in unserem Inneren angesprochen, die Gründe dafür wahrgenommen und im Ganzen geheilt werden. Je weniger Kraft wir haben, umso schlechter können wir mit quälenden Aspekten umgehen, umso eher entsteht ein Kreislauf, der zur Destabilisierung unseres Wesens führt.

Das, was uns Lebenskraft gibt, gilt es in uns zu verstärken. Wenn wir das tun, stärken wir dadurch das Gefühl, dass wir für uns selbst wichtig, wertvoll und liebenswert sind, und dieses

Gefühl, wertvoll zu sein, erhöht unsere Lebenskraft. Wir sollten uns selbst bewusst sein, dass solche Prozesse für uns selbst außerordentlich wichtig sind. Nur wir selbst können uns inneren Wert und Selbstbewusstsein geben. Sehr oft erkennen wir das besonders Liebenswerte, Freudvolle, Heilsame an anderen und bringen das auch in einem Gespräch zum Ausdruck. Erstaunt stellen wir manchmal fest, dass unsere Empfindung mit dem eigenen Bild des anderen gar nicht übereinstimmt. Fragen wir dann: «Ja, spürst Du gar nicht, wie wunderbar Du bist, wie heilsam für andere?» werden wir oft ein verneinendes Kopfschütteln als Antwort bekommen.

Selbstbewusstsein spielt sich auf der Ebene des Bewusstseins ab, also des inneren Wissens. *«Ich bin mir bewusst, was in mir selbst vorgeht. Ich kann, weil ich mir bewusst bin darüber, auch darüber sprechen. Ich kann es niederschreiben.»* Das sich über sich selbst bewusst Sein heißt, ich weiß nicht nur, ob es mir gut oder schlecht geht, weil wir das ja üblicherweise spüren, sondern ich bin mir auch bewusst, warum es mir gut geht, oder nicht, was mich von meinem Wohlbefinden trennt, was mich letztendlich auch mit dem Schatten verbindet. Der Weg, dass ich kraftvoll und mutig durch mein Leben gehe, führt über mein MIR Selbst bewusst sein.

Meditation: Selbstbewusst sein – Selbstwert

Machen wir die Augen zu. Genau in dieses Bewusstsein, in diese Haltung spüren wir jetzt hinein.

Wir sind ganz leicht und betrachten unser Leben in Leichtigkeit, spielerisch, denn es beinhaltet viele ganz schöne Dinge. Wir gehen auf eine Reise in uns und lernen unsere Schätze kennen, die «goldenen, die silbernen, die diamantenen». Finden wir diese Schätze, unser Mitgefühl, die Dankbarkeit, das Wohlwollen anderen und uns gegenüber, die Toleranz, die Achtsamkeit, Demut, Freundlichkeit, Freigiebigkeit. Jetzt fragen wir uns: «**Sehe ich das an mir? Achte ich es an mir? Macht es mir Freude, so zu sein?**» Nehmen wir unsere Aufmerksamkeit zusammen. Werden wir uns unseres Seins einmal richtig bewusst: Werden wir uns unserer Gedanken bewusst, wie wir denken, wieviel Vorurteile wir besitzen, in wie engen Bahnen wir denken, oft ganz ohne Phantasie. Lassen wir die Gedanken los, die uns so oft verfolgen: «*Es muss etwas geschehen. Das muss ich heute erreichen. Heute und morgen ist der entscheidende Tag. Nein nein, das geht ja gar nicht. Das traue ich mir gar nicht zu.*»

Werden wir uns unseres Körpers bewusst, den wir mehr und mehr aufrichten sollten: sich gerade machen, den Kopf gut oben halten, nicht in der Wirbelsäule vorgebeugt, Unterwerfung ausdrückend, von der Last des Lebens gedrückt, sondern aufrecht gehen, mit hellem offenen Blick nach vorne gerichtet. Werden wir uns der Spannung in unserem Körper bewusst. Atmen wir gegen die Spannung des eigenen Körpers, werden wir weich, lassen wir die Spannung aus den Beinen, aus den Füßen, aus dem Becken fließen, aus der Wirbelsäule, den Schultern und dem Nacken. Nur durch unseren Willen und durch diese Absicht erreichen wir das in Leichtigkeit und Anmut. Sind wir uns unserer Fähigkeiten ganz bewusst, spüren wir, was wir alles umsetzen können in unserem Inneren, wenn wir nur wollen, wenn wir nur an uns glauben.

Behandeln wir uns so, als ob wir uns mit unseren inneren Händen streicheln würden. Lassen wir das jetzt geschehen. Stellen wir uns unsere inneren energetischen Hände vor und streicheln wir uns von innen heraus: unser Herz mit dem Gefühl der tiefen Dankbarkeit für den stetigen Herzschlag, unsere Lunge in Liebe für den Rhythmus des Gebens und Nehmens, für

Harmonie und Ausgleich, unser Blut für den ewigen Kreislauf durch unseren gesamten Körper, durch den alles mit allem in uns verbunden ist. Stellen wir uns dieses Wunder des Blutkreislaufs vor, diese kontinuierliche Zirkulation, die uns üblicherweise nicht bewusst wird, und machen wir uns das eben jetzt bewusst und nicht erst dann, wenn eine Störung darin eintritt. Seien wir lieb zu uns, tun wir uns wohl. Streicheln wir unsere Leber, die uns reinigt, die aufbaut und abbaut, was nötig ist um zu leben, die alles in der Nacht in erster Linie herstellt, was wir brauchen, und die uns davon befreit, was wir nicht mehr benötigen. Streicheln wir unsere Nieren, unseren Darm, unsere Hormondrüsen, die uns anspornen, etwas zu tun, die uns schützen, die uns die Möglichkeit geben, uns zu adaptieren, die unseren Stoffwechsel regeln und uns darüber hinaus das zur Verfügung stellen, was wir zum Leben benötigen: Lebenskraft.

Streicheln wir über unsere Verwundungen. Dass es gut wird in unserem Leben. Dass alles gut wird, was uns bewusst ist und nicht bewusst. Und dann lassen wir dieses ICH-Gefühl kommen, bis sich Wohlbefinden in uns einstellt: «*Ich bin mir bewusst, dass ich mir selbst helfen kann, aus den belastenden Dingen meines Lebens herauszutreten. Ich kann mir helfen, das was mir gut tut, in meinem Leben zu stärken.*»

Das ist es, worüber wir mit uns selbst sprechen sollten. Das was uns guttut, das sollen wir mehr und mehr betonen in unserem Leben. Dafür müssen wir es zulassen und uns dafür öffnen. Wie wichtig ist doch diese Grundhaltung unseres Wesens uns gegenüber. Dazu muss es uns bewusst sein, dass wir auf dieser Welt sind, damit es uns gut geht, tief in unserem Herzen, tief in unserem Wesen gut geht, dass wir spüren, in einer großen Einheit zu sein, beschützt und behütet zu sein, wenn wir uns selbst beschützen und behüten, geschieht es auch für uns. Wenn wir sehen, oder sehen würden, was wir haben, und uns nicht so sehr darauf konzentrieren, was uns fehlt, dann haben wir eine gute Grundeinstellung zu unserem Leben und zu unserem Wesen: «Warum richte ich mein Augenmerk so stark darauf, was ich in meinem Leben noch nicht erreicht habe, statt hinzuschauen, was mir gelungen ist? Warum richte ich meine Aufmerksamkeit nicht darauf, was ich geschaffen habe, was mir Freude macht, was mich stärkt, was mir ganz einfach gut tut?»

Wir spüren, wie wir weich werden, wie die Gedanken gar keine Macht mehr über uns haben, wie wir uns für uns selbst öffnen. Wir sind häufig so verschlossen uns selbst gegenüber, weil wir so viele Dinge erlebt haben, die wir gar nicht wahrhaben wollen, weil sie uns so weh tun. Es sind manche Fähigkeiten, die in uns abgespalten und blockiert und für uns gar nicht greifbar sind, die wir jedoch bitter dafür benötigen, um uns weiterzuentwickeln, zu entfalten, um zu transformieren. Vielleicht haben wir Angst davor, uns für uns selbst zu entscheiden, Angst vor unserer Eigenermächtigung, vor unserem Mut, Angst davor uns selbst wieder zu enttäuschen. Wir dürfen unser Potenzial erkennen. Wir sollen uns dessen bewusst werden, was alles in uns steckt. Dabei hängen wir so oft in den Verstrickungen und machen es uns schwer, so oft auch aus mangelndem Selbstwert, kommend aus so vielen schmerzhaften Erfahrungen dieser oder früherer Leben, als Opfer oder als Täter. Vergebung und Versöhnung, Erlösung und Auslöschung, Heraustreten, Aussteigen aus Aspekten, die uns so oft in die Tiefe ziehen, das sind Prozesse, die unsere Aufmerksamkeit benötigen.

Haben wir durch andere Schmerzhaftes erlitten, so bleibt dies so lange über die Inkarnationen in uns, bis wir dieses ganze Erlebnis und unsere emotionale Reaktion aus unserer Abspeicherung gelöst haben, bis wir uns mit dieser Erfahrung ausgesöhnt haben. Haben wir selbst Schmerzhaftes in anderen ausgelöst, so sollen wir um Vergebung und Aussöhnung durch andere ersuchen, durch aktives Handeln Ausgleich herbeiführen und uns schließlich auch selbst vergeben und uns mit uns selbst aussöhnen. Dies ist großes, bedeutendes Handeln an uns selbst, das dann zur endgültigen Heilung führt.

Lächeln wir uns an. Haben wir auch öfters ein wenig Humor mit uns, und nehmen wir nicht alles so ernst, als ob es in Stein gemeißelt und nicht mehr änderbar wäre. Alles ist auszugleichen, aus tiefstem Herzen können wir uns mit jeder Erfahrung, jedem Erlebnis aussöhnen, wir müssen nur wollen. Wir sind hier, um zu siegen, wir sind hier um Erfolg zu haben, mit uns selbst Erfolg haben. Und sich versöhnen mit sich und der Welt ist ein Erfolg, ist ein Sieg über den Schatten, ein Sieg des Lichts in uns. In der Kraft, in der Stärke zu sein, heißt Erfolg haben mit sich. Wenn wir kraftvoll sind, brauchen wir von vielen äußeren Dingen weniger und weniger. Nur wenn wir im Mangel sind, gieren wir oft nach so vielem im Außen, wovon wir glauben es haben zu müssen. Wenn wir in unserer gelassenen Kraft sind, sind wir mit dem, was wir in uns spüren, was wir in uns haben, und damit vielleicht auch mit anderen Menschen, zufrieden und glücklich. Erst wenn wir glauben, mehr und mehr haben zu müssen, glauben es unbedingt zu brauchen, erst dann werden wir unzufrieden mit unserem Sein. Dann sind wir mitten in der Abhängigkeit von außen.

Sehen wir doch diesen Überfluss in uns, diesen großen Überfluss an Fähigkeiten, an Kenntnissen und Verbindung. Jede und jeder ist unendlich wertvoll. Alleine die Entscheidung, zu diesem Zeitpunkt, der herausfordernder nicht sein könnte, zu inkarnieren, macht uns wertvoll. Wir leben doch in einer Zeit, in der sich außerordentlich viel bewegt und in der wir außerordentlich viel bewegen können. Es ist eine besondere Zeit, in der uns nicht Geheiltes so unmittelbar und so schmerzhaft trifft, damit wir es lösen.

In niemandem von uns ist mehr oder weniger angelegt. Wir unterscheiden uns dadurch, wie viele Aspekte in uns durch Erfahrungen blockiert, wie viele Talente durch bewusstes Handeln geöffnet sind. Wir müssen nur zulassen, zu unserer Schöpferkraft zu stehen, uns einzulassen, zu leben, und uns trauen zu leben, und zutrauen, dass durch unsere Absicht Unglaubliches geschehen kann in uns, dass die Bündelung der lichtvollen Aspekte in uns Bewegung und Änderung in vielfachen völlig verkrusteten und als unheilbar angesehenen Bereichen erreichen kann. Das kann allein geschehen, das kann in Partnerschaften sein oder in Gruppen, deren gemeinsame Absicht innere «Berge versetzt», also Statisches in Bewegung bringt. Leben wir uns und unsere Freude. Spüren wir das an uns.

Und noch ein Wort: Seien wir uns unserer INNEREN EIGENEN SCHÖNHEIT bewusst. Spüren wir sie. Darauf kommt es an, sie zu spüren. Dann können wir in dieser Schönheit sein, wir können das Wunder unserer Schöpfung anerkennen, wir können wahrnehmen, welch wunderschöne Aspekte in uns ruhen und darauf warten, bis sie an unsere Oberfläche dringen. Dann entstehen Werke und Taten unserer inneren Schönheit. Wir hören auf zu kritisieren und unzufrieden zu sein, uns zu ärgern und zu sorgen, wir werden weich, weil wir wissen, wie schön wir sind.

Ende Meditation

WIR LEBEN OFT MANGEL,
WIR KÖNNEN ÜBERFLUSS ERLEBEN

Idente Lebenssituationen werden von manchen als Mangel, von anderen jedoch als Überfluss empfunden. Herausforderungen werden von manchen als Belastung empfunden, von anderen als Möglichkeit, die eigene Stärke, Lösungsorientierung und Unbesiegbarkeit zu leben. Dieses Empfinden, das Fühlen wie sich unser Leben anspürt, wird von uns als innere Wahrheit erkannt, und danach leben wir auch. Wie subjektiv ist doch das, was wir als Wahrheit empfinden.

Entscheidend ist, wahrzunehmen, dass wir nach unserem Empfinden, von dem Bild das wir uns von uns selbst machen, im Leben agieren. Genau nach diesen Bildern leben wir, die inneren Bilder sind unsere Programme, und manche Programme sollten wir umprogrammieren. **«Lebe ich meinen Mangel, oder lebe ich meinen Überfluss?»**

Oft machen wir uns ein Bild von uns, wir bilden uns etwas ein, was dem entspricht, was wir in der Vergangenheit erlebt haben. Wir glauben, nicht gewinnen zu können, weil wir oft verloren hatten. Wir glauben unwert zu sein, weil nicht wertvolle Taten durch uns geschahen. Wir glauben nicht liebenswert zu sein, weil uns ein Elternteil keine Liebe schenkte. Solches Erlebte formt das Bild, das wir von uns besitzen, mit dem wir uns identifizieren und für unsere Wahrheit halten. Und manche dieser inneren Bilder kosten uns sehr viel Kraft. Dabei hat diese Sicht oft mit unserem wahren Wesen kaum etwas zu tun. Andere haben von uns ein ganz anderes Bild.

- ▶ Wir machen uns ein Bild von uns, das unserem wahren Sein oft nicht entspricht.
- ▶ Wir identifizieren uns mit Aspekten, die uns belasten, uns aus unserer Mitte bringen, und so unsere Kraft rauben.
- ▶ Wir beschäftigen uns mit dem Thema Lebenskraft erst dann, wenn sie uns fehlt: Erschöpfung, BURN OUT.
- ▶ Der bewusste Umgang mit unserer Lebenskraft, und die Fokussierung auf deren Erhaltung soll im Mittelpunkt unseres Lebens stehen.
- ▶ Wir erleben den äußeren Mangel, weil wir die Fülle unseres Inneren nicht anerkennen.
- ▶ Wir beschuldigen uns für unsere Niederlagen, weil wir Mut und Tapferkeit in uns nicht finden können.
- ▶ Wir können unser Wesen der Fülle öffnen.

Abbildung 4: Leben wir Mangel, oder leben wir Überfluss?

Ein Aspekt ist, dass wir uns sehr häufig erst dann mit bestimmten Wahrnehmungen beschäftigen, wenn sie uns entsprechend stark und eindeutig in unserem Leben bewusst werden. Der Mangel an Lebenskraft wird uns häufig gar nicht so sehr bewusst, solange wir in einem einigermaßen akzeptablen energetischen Zustand sind. Wir gewöhnen uns an Mangelzustände. Wir glauben, es kann oder darf uns nicht besser gehen. Wir merken zwar, irgendwie geht es in unserem Leben nicht besonders voran, aber es genügt uns zu «überleben». Wir glauben: *«Mein Leben gibt nicht mehr her. Meine eigenen Ressourcen sind nicht größer. Mehr kann und will ich nicht erwarten.»* Jedoch leben wir damit bei weitem nicht unser gesamtes Potenzial, weil wir dieses Potenzial nicht erkennen, nicht erfahren, und uns nur ein Minimum dieses Potenzials zutrauen.

Erst wenn wir wirklich im Burnout sind, wenn wir vollkommen kraftlos sind und gar nicht mehr weiter wissen, wird uns unser Energiemangel bewusst. Dann erst sehen und spüren wir, wie wichtig Energie in uns ist und wie sehr sich der Mangel auf allen Ebenen unseres Seins auswirkt. Heilschritte, die uns aus diesem Burnout wieder herausführen, dauern dann entsprechend lange. Bis sich unser Energiehaushalt wieder rekonstituiert, die Speicher sich wieder langsam auffüllen und die Systeme wieder völlig zu funktionieren beginnen, können drei bis sechs Monate vergehen, manchmal auch mehr.

Dem tatsächlichen Ausbruch des Burnout können wir aber entgegentreten, indem wir so früh wie möglich, rechtzeitig, präventiv darauf achten, zeitgerecht mehr Aufmerksamkeit auf uns selbst zu lenken, und uns rechtzeitig Fragen zu stellen wie: **«Wie gut kann ich umsetzen? Wie gut kann ich vollenden? Wie kraftvoll bin ich? Wie konzentriert bin ich? Wie sehr bin ich in meiner Lebensfreude? Wie sehr bin ich interessiert an meinem Leben? Wieviel bringe ich weiter? Was brauche ich von mir? Wie kann ich mir helfen? Wie sehr nähre ich mich innerlich? Kann und will ich Hilfe in Anspruch nehmen?»** Das gibt uns, wenn wir ehrlich mit uns selbst umgehen, schon einen Hinweis, wie es um unseren Energiehaushalt steht.

Es kommt sehr darauf an, wie wir den Tag beginnen. Beginnen wir den Tag zum Beispiel mit 20 Minuten Yoga, und machen dann 10 Minuten in Ruhe eine Meditation, um uns innerlich auf den Tag vorzubereiten, dann werden wir den Tag vollkommen anders beginnen, als wenn wir gehetzt mit einer Tasse Kaffee in die Arbeit laufen. Es braucht ein wenig Aufmerksamkeit, vielleicht etwas früher zu Bett gehen. Wenn wir entsprechend normale Energiereserven haben, benötigen wir üblicherweise nur 7 bis 8 Stunden Schlaf. Dies dürfte ausreichen, um eine gute Erholung am Morgen zu haben.

Wir können uns eine gewisse Disziplin angewöhnen, eine gewisse Ordnung, eine gute Aufmerksamkeit auf das eigene Leben lenken. Wir können das schaffen, wenn wir uns mit Aspekten verbinden, die uns frühzeitig Anzeichen für einen Energiemangel erkennen lassen. Es gilt, in einem guten YIN und YANG Verhältnis zu leben. Wir selbst, unser Wesen, unser Leben, die Verbindung mit uns selbst benötigt mehr Zuwendung, als dies derzeit gesellschaftlich akzeptiert ist, wird doch Eigenliebe häufig mit Egoismus verwechselt. Die Beziehung unseres Seins zum Außen, zur Umwelt, also der YANG-Modus, zieht oft große Mengen an Energie dorthin ab. Beruf, Familie üben eine magnetische Anziehung aus, der wir oft allzu willig nachgeben, ohne ausreichend Verständnis zu besitzen, dass YIN und YANG in unserem Leben in Harmonie sein müssen. Wir können nur dann anderen ausreichend Aufmerksamkeit schenken und helfend aktiv sein, wenn wir Lebenskraft im YIN in genügender Menge aufbauen. Viele, die später erkrankten, glaubten im YANG geben zu können, ohne im YIN entsprechend vorbereitet zu sein. Sie leben energetisch kontinuierlich in einem Defizit, das auf Kosten der eigenen Entwicklung, Entfaltung und Lebensfreude geht.

Wir sollten Dinge tun, die uns freuen, die uns selbst in unserem tiefsten Herzen erfreuen, und nicht nur oft um des lieben Friedens willen in erster Linie das zu tun, was andere von uns wollen, oder ausschließlich der Pflichterfüllung leben. Unser Augenmerk darf nicht ausschließlich darauf gerichtet sein, dass wir glauben das erfüllen zu müssen, was andere von uns erwarten.

LEBENSKRAFT IST
ZENTRAL IN UNSEREM LEBEN

Lebenskraft ist eine Energie, aber nicht jede Energie ist Lebenskraft. Das mag banal klingen, jedoch gibt es eine Fülle von Energien, die Krafträuber sind, die uns unsere Lebenskraft entziehen, gegen die wir uns oft nur oberflächlich, wenn überhaupt, schützen. Wenn wir unseren Energieraum nicht bewahren, so können Emotionen, Gedanken oder Gefühle diesen Raum betreten. Unseren Raum zu bewahren, oder anders gesagt unsere Grenzen erhalten, unser Energiefeld rein zu bewahren von Emotionen anderer, uns nicht mit den Emotionen anderer zu identifizieren, ist eine Frage unserer inneren Stärke, unserer Haltungen zum Leben.

Als Beispiel sei Mitleid genannt. Wenn wir mit anderen Menschen mitleiden, so integrieren wir deren Leid in unseren Emotionalkörper. Dieses integrierte Mitleiden mit anderen Menschen schwächt uns und hilft dem anderen nur oberflächlich, und uns bei passender Betrachtung gar nicht. Mitleid reduziert unsere Kraft und damit unsere Handlungsfähigkeit, wir werden dann anderen in ihrem Leid nur bedingt erfolgreich durch entsprechende Hilfestellungen beistehen können. Wenn wir mitfühlen, wenn wir uns in die Situation anderer versetzen, dann bleibt unsere Kraft in uns, wir bleiben handlungsfähig, aktiv und daher in der Lage, aktiv anderen Menschen zu helfen, oder uns selbst zu helfen, schmerzhafte Situationen zu meistern.

Mitleiden geht also mit einer Reduktion unserer Lebenskraft einher. Mitfühlen heißt: «*Ich fühle mit Dir. Ich fühle wie es Dir*

geht. Wir finden eine Lösung. Ich stehe Dir in meiner Stärke bei.
Wir finden gemeinsam Wege, die Du gehen kannst, um wieder in
Deine Kraft zu kommen, um Deine Ressourcen zu erkennen, wie
Du auf Deinem Heilweg Schritte setzen kannst.»

▶ Lebenskraft ist eine Energie, die nicht zu messen,
   sondern nur zu fühlen ist.

▶ Lebenskraft hat keine Maßeinheit.

▶ Energie durchströmt alles, Lebenskraft durchströmt uns.

▶ Energie ist überall vorhanden.

▶ Sie fließt in uns dorthin, wo sie gebraucht wird.

▶ Sie ist ausreichend in uns vorhanden,
   wenn sie von uns kontinuierlich erschaffen wird.

▶ Energiequellen im Außen können über Resonanz
   unser Energieniveau heben.

▶ Kraft ist jederzeit abrufbar.

Energie kann man nicht denken, über Energie kann man nicht einmal richtig sprechen. Man muss sie erleben, indem man sie spürt.

Abbildung 5: **Lebenskraft**

Wir sind ja unendlich diffizil in unserer ganzheitlichen Konstruktion. Das macht es uns auch so schwer, und wir bemerken, wie schon betont, viele Aspekte häufig erst im Defizit, im Mangel. Wenn wir mit den Symptomen des Mangels konfrontiert sind, dann dringt dies in unser Bewusstsein, weil uns der Mangel schmerzt, weil uns dadurch die Lebensfreude abhanden kommt. Brechen wir uns ein Bein, indem wir die energetische Voraussetzung dafür in uns schaffen: weil wir zu schnell, zu aktiv, zu belastet durch unser Leben hasten, so wird uns der Mangel, der uns einige Wochen ans Bett heftet oder zumindest unsere Bewegung deutlich einschränkt, schmerzlich bewusst.

Sind wir zum Beispiel ein ungeliebtes Kind, weil unsere Mutter nicht schwanger werden wollte, und diese Schwangerschaft ihr ganzes Lebenskonzept massiv verändert hat, so werden wir nicht wie andere Kinder umarmt, wir erleben die körperliche Zärtlichkeit nicht, erleben von klein an keine Sicherheit, kein Urvertrauen, und bleiben im Mangel. Wir werden versuchen uns diese fehlende Liebe durch Wohlverhalten, besondere schulische Leistungen zu erwerben. Unsere Aufmerksamkeit wird ganz auf der Mutter ruhen, endlich ihre Liebe zu bekommen. Wir werden im Laufe unseres Lebens den Mangel an Aufmerksamkeit für uns schmerzlich erfahren. Bei vielen Patientinnen mit Brustkrebs konnte dieses Muster in gemeinsamen Gesprächen dargestellt und bewusst gemacht werden.

Von Anfang unseres Lebens lernen wir nicht bewusst, wie wir unsere Lebenskraft bewahren können. Viele Kinder in normalen Lebensumständen saugen Lebenskraft automatisch in sich ein, oder erschaffen sie durch unbeschwerte Lebensfreude in sich. Erst wenn sie zum Beispiel sehr früh Verantwortung übernehmen müssen, zum Beispiel für ein kleines Geschwisterkind, oder für einen Elternteil, der sie mit einer unglücklichen Lebenssituation früh konfrontiert, kommen sie in ein Energiedefizit, was zu Entwicklungsproblemen wie eine nicht oder inkomplett gelebte Kindheit führen kann.

Wir können auch ohne Erklärung der Zusammenhänge durch unser Leben gehen, glauben, dass das, was wir erleben nichts mit uns, sondern nur mit anderen zu tun hat. Wir machen uns jedoch dann den Informationsgehalt und Informationsfluss, der uns umgibt und uns durchdringt, nicht bewusst.

Bemerkenswert ist eben, dass Kraft, Energie, Information, Licht alles durchdringt, in allem ist. Wir können diese Kraft über Resonanz abrufen, ob wir sie Heiliger Geist nennen oder Fluidum oder auch universelle Kraft. Glauben wir an göttliche Gesetze, göttliche Schöpfung, werden wir diesen göttlichen Funken, den heiligen Geist in uns fühlen, und werden uns dementsprechend verhalten. Leben wir mit uns im Frieden, so werden wir auch im Außen Frieden halten. Es gibt viele Namen, Bezeichnungen, hinter denen dieses so schwer Beschreibbare steht und steckt. Wenn wir uns an einen Baum lehnen, können wir sagen: «*Ich weiß nicht, ich spüre gar nichts*», oder wir umarmen den Baum und spüren: «*Ich fühle Dein ganzes Universum. Ich atme Deine Kraft ein. Du gibst mir Sicherheit und Wohlbefinden. Ich kann Deine Wurzel fühlen und spüre meine Sicherheit in mir, ich sehe Deine Triebe, die zum Licht wachsen, und fühle mein eigenes Wesen, das nach Licht strebt.*» Dieser Baum lebt, es muss Kraft in ihm sein, sonst würde er nicht blühen, austreiben, Früchte bekommen – das ist kein Mysterium, und diese Kraft können wir erfahren.

Wir können uns öffnen dafür, dass wir diese Kraft des Baumes, die in ihm ist, in uns aufnehmen. Dafür muss uns diese Kraft bewusst werden, wir müssen an sie glauben, sie fühlen. Erst dann werden wir das, was in uns selbst ist, über die Resonanz erkennen und steigern. Kraftquellen im Außen können wir nur dann für uns verwenden, wenn ihr Bild in uns abgespeichert ist, wenn wir das Bild in uns abspeichern wollen, wenn wir mit dieser Art von Kraft verbunden sein wollen und sie nicht von vornherein ablehnen.

Nehmen wir das Bild des Fujiyama, des heiligen Berges Japans. Wenn nun das Bild des Fujiyama als heilig, kraftspendend, klärend, erhaben in uns ist, so wird das Bild im Außen in unserem Inneren etwas bewirken: Heiligkeit, Größe, Erhabenheit,

Kraft. Ansonsten wird das Bild vorüberziehen. Wir entscheiden, ob und mit welchen Aspekten wir verbunden sein wollen. Öffnen wir uns für Kraft, Liebe, dann wird sich ein unendlicher Schatz in uns zeigen, der uns unvorstellbar bereichert.

SIEG – NIEDERLAGE

Wir haben alles in uns. Das ganze Universum ist in uns allen. Und wir tun oft so, als hätten wir gar nichts, weil wir so viele Dinge erlebt haben, die uns Schmerzen bereitet haben, und die so traurig waren und so enttäuschend, dass dies unseren Horizont darstellt, dass dies unser Muster ist. So viele Niederlagen haben wir alle erlebt, dass wir an unsere Siege über uns selbst und an die Siege in uns gar nicht glauben können. Wenn dann eine Krankheit kommt, dann wird dies erneut als Niederlage empfunden, die unser Paradigma wieder nährt. Wir wissen dann oft nicht aus und ein, weil wir uns mit dem Sieg als Leitenergie nicht identifizieren und zudem oft gar nicht ermessen können und uns keine Erklärung darüber geben können, warum diese Krankheit kommt und was uns diese Krankheit sagen will. Dafür braucht es eine geänderte Herangehensweise, Krankheit nicht als Niederlage, sondern als Information zu betrachten, und dieser Akt der neutralen Betrachtung benötigt viel Kraft. Um wieviel leichter würde uns die Auseinandersetzung mit einer bedrohlichen Krankheit fallen, würden wir uns eine solche Herangehensweise erlauben. Diese Kraft der neutralen Beobachtung ist häufig in der Stille zu finden, dass wir uns zurückziehen und mit uns die Dinge unseres Lebens bewältigen, weil alle Zweifel, Ängste, Mangel an Liebe, Enttäuschung, Hoffnungslosigkeit erst einmal beruhigt werden müssen. Eben die Stille, die Ruhe gilt es in uns aufzusuchen und zu finden. Erst sie gibt uns die Kraft, die wir zur Auseinandersetzung benötigen.

Und solange wir nur darüber sprechen oder daran denken, heißt es noch nicht, dass wir das worüber wir sprechen, auch tatsächlich integriert haben, das heißt energetisch verarbeitet haben. Erst wenn es in uns wirklich eindringt und abgespeichert ist, und wir alles kennen, welche wunderbaren Talente wir besitzen, dass wir alle Werkzeuge zur Bewältigung auch schwieriger Lebensaufgaben besitzen, können wir umsetzen. Das ist das Entscheidende. Wenn dieser Umsetzungsprozess in uns stattfindet, auf der Fühlebene, wenn wir spüren wie wir sind und was wir von uns selbst brauchen, erst dann werden wir wunderbare Erlebnisse mit uns haben. Wir werden Resonanz mit unseren inneren Kraftplätzen finden, und aus uns selbst heraus Kraft schöpfen lernen und schließlich können. Dann werden wir auch in der Lage sein, die Energie von Kraftplätzen in der Natur in uns wirken zu lassen. Dazu schwingen wir mit der Naturkraft auf ganz einfache Weise mit. Die Kraft im Außen schwingt mit der Kraft im Innen, wie zwei Harfen, die einen gemeinsamen Ton erkennen.

DENKEN UND FÜHLEN

Es kann uns bewusst sein, dass wir viele, viele energetische Ebenen haben. All diese Ebenen haben ihren tiefen Sinn, verschiedene Frequenzen und machen unser ganzheitliches Wesen aus. Es besteht ja kein Zweifel, dass Denken seine große Bedeutung besitzt. Trotzdem erreichen wir viele Frequenzen mental nicht, wiewohl sich vieles auf energetischer Ebene auch letztendlich durchaus als logisch darstellt. Um unsere Herzebene wahrzunehmen, wie kraftvoll und mutig, liebevoll und dankbar, demütig und friedvoll wir sein können, geht es in erster Linie um das Spüren. Indem wir an uns gefühlsmäßig heilsam arbeiten, können wir all diese Erfahrungen mit uns selbst machen. Wir können dann spüren wie vieles in uns angelegt ist, und dass es nur verschüttet ist, zugedeckt, übermalt, obwohl es sich manches Mal in uns selbst nicht so anspürt. Wir spüren uns selbst so wie wir gerade sind, doch kann uns bewusst sein, dass so viele schöne, erfreuliche, mutmachende Dinge in uns angelegt, aber nicht immer zugänglich sind. So viele Aspekte, die uns Kraft geben könnten, sind abgespalten, und dadurch für uns in manchen Lebensphasen nicht erreichbar.

Wenn wir uns öffnen und wenn wir diese Verbindung zu uns selbst schaffen, sehen wir plötzlich, wozu wir überhaupt fähig sind, welchen Zauber wir in unserem Leben erfahren könnten. Wir brauchen dafür keine Maschine, wir brauchen nur uns, unseren gereinigten, geheilten Energiekörper. Wir haben das alles in uns. Wir brauchen nur das, was wir haben, entsprechend erkennen, heilen, aufbauen, und in Dankbarkeit und Liebe leben.

Wir können Energie nicht beschreiben, nicht besprechen. Wir können sie mit Worten kaum ausdrücken. Denken wir an die Liebe. Was sollen wir über Liebe sagen? Wie sollen wir beschreiben wie sie ist? Wir können ihre Auswirkungen an uns erklären. Doch erst wenn wir uns an liebevolle Momente erinnern, sie in uns hochrufen und anspüren, dann erkennt unser Wesen, was mit Liebe gemeint ist. Es braucht in uns eine Steigerung, eine Erhöhung unseres eigenen Seins, eine Fokussierung auf unser Selbst, damit wir dorthin kommen, uns selbst anzuspüren. Fühlen sollte in unserem Leben dieselbe Bedeutung haben wie Denken. Es besteht kein Zweifel, dass die mentale, rationale Ebene derzeit auf diesem Planeten ein deutliches Übergewicht besitzt. Lassen wir nun Entwicklung auf der Fühlebene zu, so werden wir Freude, Liebe, Demut, Barmherzigkeit und vieles mehr an uns und anderen erfahren – und den schon oft zitierten Zauber des Lebens erleben. Zauber können wir nicht denken, wir dürfen ihn spüren.

Viele von uns haben immer nur gehört: «*Nimm Dich selbst nicht so wichtig. Schau auf andere. Nächstenliebe ist wichtig. Richte Deine Aufmerksamkeit auf andere, die es bitter nötig haben.*» Ja, natürlich hat Nächstenliebe eine große Bedeutung, doch wo blieb die Selbstliebe, Selbstzuwendung, Selbstachtung, Selbstwertschätzung? Wie viele haben sich nur anderen zugewendet und sind selbst bis zur physischen Erkrankung innerlich verarmt, weil sie sich energetisch vernachlässigten.

Es heißt: «Ihr seid alle Kinder des Lichtes.» Wir können das sagen und können daran denken, doch erst wenn wir in Resonanz mit Licht gehen können, erst wenn wir das Licht in uns selbst spüren, dann beginnt aus dem Wort Wirklichkeit zu werden. Sonst bleibt es ein Wort. Etwas in uns zum Schwingen zu bringen ist ein innerer Prozess. Das ist ein innerer Weg, der für jeden individuell selbst zu gehen ist. Erst wenn wir auf diesem

Entwicklungsweg gehen, wenn wir solche Aspekte meditieren und uns innerlich damit verbinden, beginnen wir uns zu spüren. Dann beginnen wir uns zu erleben, was in uns ist. Erst dann wenn wir uns dafür ganz geöffnet haben, wird es leicht, mit anderen Menschen energetisch zu kommunizieren, weil wir den Augenblick spüren. Wir können dann andere anspüren, welche Ausstrahlung sie besitzen, in welchen Prozessen sie sich gerade befinden, ob sie gerade nach jemandem verlangen, der ihnen den Raum hält für ihren nächsten Entwicklungsschritt.

In unserer Welt ist das Denken, Rationalität im Vordergrund: Es muss sich rechnen, und es muss verständlich sein, rationell, nachvollziehbar, beweisbar. Ja, Denken ist wichtig, und will auch hier nicht klein geredet werden. Doch das Gehirn hat unendlich viel mehr Möglichkeiten und Fähigkeiten, viel mehr als nur Denken. Denken ist etwas ganz Wichtiges, besteht es doch aus so vielen Einzelfrequenzen, die sich eben auch im Gehirn abspielen. Das Gehirn ist eine multidimensionale Einheit, ein faszinierender Ort mit unendlich vielen vernetzten Bereichen, und so oft reduzieren wir es darauf, dass wir glauben, dass wir mit dem Gehirn nur denken. Über das Gehirn werden uns unendlich viele Aspekte unseres Lebens bewusst, so zum Beispiel wird uns das Spüren bewusst in Zentren in der rechten Gehirnhälfte. Viele Bewusstheitsvorgänge, die in uns stattfinden, finden natürlich über das Gehirn statt, jedoch wahrscheinlich auch über andere energetische Zentren, die überall in uns sind. So fühlen wir natürlich auch über entsprechende Bereiche direkt im Herzen, und dies wird uns auch bewusst, und nicht nur im Gehirn, und wir spüren über den Bauch und das Entsprechende wird uns auch dort bewusst (Bauchgefühl). Begrenzen wir uns nicht. Lassen wir nicht zu, dass wir vieles, was uns in uns zur Verfügung steht, aussparen, sondern öffnen wir uns unserer tatsächlichen multidimensionalen Ganzheit. Das mag von manchen als Schlagwort aufgefasst werden. Doch wenn wir Multidimensionalität unseres Wesens meditativ erfassen und schrittweise Zugänge zu dem in uns Verborgenen schaffen, werden wir die Unendlichkeit, unsere Schönheit, unsere grenzenlosen Möglichkeiten erfassen.

Wird nun unser System chronisch überlastet, dann schaltet es auf Sparflamme. Viele Symptome in unserem Leben entstehen durch Überlastung, nicht nur Burnout, auch Stressreaktionen, Herzschwäche, chronische Müdigkeit, hoher Blutdruck und anderes. Es muss uns bewusst sein, das wir nur selbst die Art zu leben steuern können. Je klarer wir sind, und je alerter wir mit uns selbst umgehen, je aufmerksamer wir unser Sein, unser Wesen erfassen, umso mehr kann sich unser Bewusstsein entfalten. Je klarer sich, für uns nachvollziehbar, unser Bewusstsein entfaltet, umso deutlicher werden unsere Fähigkeiten unserer Lebensführung zutage kommen, umso mehr werden wir lernen, auf uns selbst zu achten, dass es eben nicht zu Überforderungen kommt. Das ist dann eine wunderschöne Entwicklung in uns. Je aufmerksamer wir sie erleben, umso sorgfältiger werden wir mit Körper und Geist umgehen, umso frühzeitiger werden wir Anzeichen beginnender Belastung erkennen und gegensteuern,

> Unsere Lebenskraft ist von unseren Haltungen, unserer Lebensweise abhängig.
> Haben wir eine kohärente Lebensweise, so entsteht dadurch Lebenskraft.
> Wir können dann auch aus äußeren Kraftquellen Energieproduktion in uns stimulieren.
> Äußere Kraftquellen repräsentieren Menschen, andere Lebewesen, Natur im weitesten Maße.

Abbildung 6: **Unser Energiestatus ist ein Maß unseres Bewusstseins**

umso liebevoller werden wir unsere Talente nutzen, jedoch maßhalten, Ruhepausen einlegen und Zeit für die Regeneration von
Körper und Geist nehmen.

Kraft ist in jedem Menschen. Energie durchdringt alles.
Kraftquellen sind überall. Die Frage stellt sich jedoch: «Kann
ich Kraftquellen nützen? Wie und wann kann ich sie nützen? In
welchem Zustand muss ich sein, damit ich diese Kraft von außen für mich auch als stärkende Energie verwenden kann?» Dies
gelingt, wenn wir uns in einen kohärenten, lösungsorientierten,
offenen und weichen, dankbaren und liebevollen Zustand bringen, in einen Zustand also, in dem wir diese Haltungen fühlen und in uns zur Resonanz bringen können. Das ist also ein
Grundgesetz, dass etwas von außen Kommendes, ein Eindruck,
eine Energie, in uns selbst einen energetischen «Ansprechpart-
ner» finden muss, damit etwas in uns mitschwingen kann. Nur
so können wir kommunizieren, nur so können wir konkret diese
Kraftquelle für uns nützen. Genau darum geht es, wenn wir zum
Beispiel in einen tiefen Wald gehen und die Kraft des Waldes
spüren wollen. Stundenlange Aufenthalte in tiefem Wald sind
bekanntermaßen außerordentlich heilsam. Dies ist auch wissenschaftlich gut untersucht. Lassen wir nun die Stille, Einsicht,
Klarheit, Schönheit, Heilsamkeit des Waldes, der uns dann
umgibt, in uns zu, so werden diese Eindrücke von außen uns in
einen kontemplativen und heilsamen Zustand versetzen, weil
wir offen dafür sind, weil wir uns bewusst geöffnet haben. Fokussieren wir uns auf solche Aspekte in unserem Inneren, halten
wir sie an uns für nützlich, wohltuend und stärkend, so entsteht
daraus eine Änderung unseres Bewusstseins und die Möglichkeit
der Verbindung damit. Manche von uns meinen, es gibt kein
Außen und kein Innen, es ist alles über Energie verbunden. Diese
Meinung teile ich auch, doch gilt sie nur dann, wenn Energie zwischen dem Außen und Innen und Innen und Außen tatsächlich

fließt, wenn eine fließende, bewegte Verbindung besteht. Diese existiert nur dann, wenn eine Gleichheit des Inhaltes, also eine Gleichheit der Schwingung vorhanden ist. Dann kann das Innen mit dem Außen und das Außen mit dem Innen mitschwingen, und so sind beide mitsammen verbunden. Sind wir desinteressiert, halten wir die Wichtigkeit der Änderung unseres Wesens für gering, so wird diese Entwicklung nicht stattfinden. Zweifeln wir, nehmen wir anderes in diesem Augenblick wichtiger, so wird die Aufmerksamkeit dorthin gerichtet sein und die Energie ist für Kontemplatives nicht vorhanden.

Anlässlich eines Seminars, das ich vor einiger Zeit gehalten habe, habe ich dies mit allen Teilnehmern bei einem zweistündigen Ausflug auf eine Alm sehr gut spüren können. Der Tag war sonnig, obwohl später Wolken am Himmel waren, es war heiß und windig, ein Gewitter schien aufzuziehen. Der Rasen war grün, der Wald gesund und frisch, ein Bach hat diese Almhochfläche mäanderartig durchzogen. Die Natur dort war gesund, die Pflanzen frisch, die gesamte Situation heilsam. Meditativ haben wir nun zu all diesen verschiedenen Eindrücken Kontakt aufgenommen und uns mit diesen verbunden. Wir sind in das eisig kalte Wasser des Bachs gestiegen und haben die Kälte, Klarheit und Reinheit des Wassers gespürt und in uns aufgenommen. Die Sonne ließen wir in unser Wesen scheinen, in unseren Solarplexus, den Bereich unseres inneren Feuers, und in unser Herz, den Bereich der Wärme unserer Liebe. Wir haben die Schönheit und Klarheit, die Ordnung der Natur in uns schwingen lassen. Der Wind hat uns spürbar durchweht. Wir fühlten die aufkommende Energie des drohenden Gewitters. Wir haben uns an die Bäume gelehnt und die Kraft der Bäume in uns aufgenommen, und haben ohne Schuhe im Gras die heilsame, liebevolle Kraft von Mutter Erde gespürt. All das ist in Ruhe und Stille und Hingabe geschehen, und hat in uns Freude, große Freude ausgelöst. Wir fühlten in uns die unterschiedlichen Energien in wechselnder Qualität der Erfahrung, und ganz unterschiedliche Auswirkungen auf uns.

All diese Kraftquellen sind vorhanden und es steht uns frei, uns mit ihnen zu verbinden und ihre Heilkraft in uns wirken zu lassen. Und wenn wir uns fragen: «**Warum lasse ich das nicht öfter geschehen? Warum richte ich meine Aufmerksamkeit nicht auf so einfach wirkende Möglichkeiten? Warum benütze ich nicht, was mir so offensichtlich geschenkt wird?**» so ist es deshalb, weil wir oft das Bewusstsein dafür nicht besitzen und deshalb unsere Aufmerksamkeit nicht ausreichend darauf richten, was vorhanden ist, geschenkt ist, um es in uns zur heilsamen Anwendung zu bringen. Wir können dann nicht in die Stille kommen, sondern hasten durchs Leben, weil wir zweifeln und eben nicht daran glauben, dass Kraft bekommen und Kraft erhalten letztendlich so einfach sein kann, weil es nur unserer eigenen Absicht bedarf, uns solche Erlebnisse zu erlauben.

Es gibt sehr viele mystische geistige Ebenen, eben zum Beispiel in einen Wald zu gehen, wie vorher besprochen. Wenn wir uns dann dafür öffnen, sehen wir plötzlich den Wald, wie er wirklich ist. Wir sehen nicht ein Bild von einem Wald, mit ein paar Bäumen und einer Wiese, und irgendwann kommt einmal ein Teich, und dann kommt die Sonne, und wir sagen: «*Einen Wald habe ich schon hundertmal gesehen.*» Nein, den Wald kennen wir gar nicht. Wir kennen den Wald erst, wenn wir diesen Wald in uns wirklich finden, wenn wir diese Bilder in uns sehen, die Empfindungen in uns fühlen, wenn wir den Wald mit den inneren Augen und Ohren und allen Sinnen tatsächlich wahrnehmen, dann erst spüren wir alle diese gesamte Energie, die in einem solchen Wald herrscht, wirklich in uns. Dann erst spüren wir, dann haben wir innere Kenntnis davon, was sich in einem Wald wirklich abspielt, wenn wir Kontakt aufnehmen, wenn wir

Farben in uns schwingen lassen, das Rauschen des Windes zu einem inneren Rauschen wird, wenn die Weichheit der Moose zur Weichheit unseres Herzens wird und die Hüter des Waldes uns die Sicherheit und die Kraft in uns spüren lassen. So lernen wir das Leben, die Welt, den einzelnen Menschen kennen, spüren die Verbindung und die Wahrheit der Wesen in uns. Erst dann beginnt das Leben wirklich so freudvoll und intensiv zu werden, wenn die Vielfalt in uns Früchte trägt.

Solange wir nur an der Oberfläche ein wenig «krabbeln» und ein wenig «kratzen», sind wir mit dem Zauber, der in uns ist, und mit diesen unendlichen Möglichkeiten, die in uns sind, und dem Zauber der Welt gar nicht verbunden. Deshalb heißt es aufzubrechen und da hinein zu gehen in uns, und das wachzurufen. Das soll einfach geschehen, sich langsam und behutsam öffnen. Wir müssen uns auch immer wieder die Zeit geben, in der Stille zu spüren: «Wie ist es denn für mich? Bin ich ruhig genug? Kann ich die drängenden Gedanken beruhigen? Erlaube ich mir dem Alltag zu entfliehen?» Niemand braucht zu glauben, dass er weiter ist, oder mehr kann als andere. Wir alle haben gleiches Potenzial. Es ist kein substanzieller Unterschied zwischen uns. Wir brauchen nur vertrauen und weitergehen, Änderung zulassen, dem Geist in uns Raum geben und uns selbst, unser Verhalten, unsere Taten und Reaktionen beobachten.

Wenn wir uns beobachten in der Stille des Waldes, werden wir fühlen können, wie es uns geht, wie es tatsächlich um uns steht, welche Änderungen in unserem Leben anstehen, wo Handlungsbedarf an uns selbst besteht. Erlauben wir uns dann, uns selbst in meditativer Haltung zu begegnen, werden wir tiefen Zugang zu uns selbst bekommen. Die Heilkraft des Augenblicks wird in uns wirken. Wir werden lernen heilende Gedanken und Gefühle in uns dorthin zu senden, wo sie gerade in uns gebraucht werden. Heilsame Informationen, Zusammenhänge, Erläuterungen werden uns zugänglich, die uns das Bild unseres Lebens erklären. Geben wir uns doch die Möglichkeit mit uns selbst in diese tiefe Verbindung einzutreten.

LEBENSAUFGABE

Wir alle besitzen viele Lebensaufgaben. Eine Lebensaufgabe ist, in uns selbst zur Heilung zu kommen, uns auf einen inneren Heilweg zu führen, Heilung in uns auf allen Ebenen tatsächlich erfolgen zu lassen. Innere Heilung benötigt unsere Kraft, unsere Liebe zu uns. Innere Heilung benötigt unseren Fokus und unsere Aufmerksamkeit, und unsere Energie folgt, wie schon gesagt, dieser Aufmerksamkeit. Wenn wir kraftlos und energielos sind, dann werden wir diese Aufmerksamkeit, die es benötigt, um Heilung umzusetzen, nicht in uns selbst aufrechterhalten und spüren können. Jeder von uns hat schon erlebt, dass ihm die Kraft ausgegangen ist. Jeder von uns, der einmal ernstlich krank war, kann nochmals nachfühlen, welche Auswirkungen die physische Krankheit auf den eigenen Optimismus, auf den Mut, auf das Vertrauen, auf den Glauben zu sich selbst, also Auswirkungen auf die Lebenskraft tatsächlich gehabt hat. Die Enttäuschung, krank geworden zu sein, die Angst, nicht gesund zu werden, der Zweifel, die Schuldzuweisung an dieser Erfahrung führen dazu, dass unsere Lebenskraft sinkt, unsere Energiefrequenz sinkt. Unsere Aufmerksamkeit ist so auf diese quälenden emotionalen Aspekte gerichtet, dass wir ganz einfach kraftlos und kraftloser werden.

Erst wenn wir uns mit den Ursachen unserer Erkrankung auseinandersetzen, wenn wir eine Sinnhaftigkeit in dieser Erfahrung zu sehen beginnen, wenn wir uns schrittweise erklären können, warum wir krank geworden sind, wenn wir die Krankheit als Chance für Erkenntnis, Lebensänderung, Neubeginn annehmen können, erst dann kommen langsam wieder Optimismus, Mut und Vertrauen in uns, und schließlich die Lebensfreude, die schon so weit von uns entfernt war. In schwierigen Lebenssituationen können wir die oft gravierenden Auswirkungen auf unsere energetische Haltung unserem Leben und unserem Wesen gegenüber nur dann ändern, wenn wir Sinnhaftigkeit in der Erfahrung erkennen. Sind wir in der Lage, kohärent uns einer Herausforderung zu nähern, lösungsorientiert zu sein, auf allen unseren energetischen Ebenen, dann werden wir diese Lösungen auch in uns finden.

DER MENSCHLICHE GEIST

Ein Teil unseres Geistes sind unsere Gedanken, die uns leiten und die im Gehirn entstehen. Bei sehr rational orientierten Menschen, die sich oft ausschließlich vom Gehirn leiten lassen, spielen andere Entscheidungsebenen als gedankliche oft gar keine Rolle. Gedanken lassen uns oft nicht unterscheiden, ob uns etwas, was wir gerade denken, guttut oder nicht. Oft können wir nicht unterscheiden, was uns kräftigt, hilft, für uns wahr ist, oder schwächt, zerstört und in die Irre führt, weil wir gedanklich in uns eine Ursache spüren, etwas zu tun oder nicht. Manchmal überlegen wir auch gar nicht in Ruhe und Gelassenheit, sondern rationale Vorurteile, Haltungen oder Programme, aber auch Instinkt und Emotionen leiten uns dorthin, und lassen uns auf eine Art entscheiden, die für uns kaum heilsam ist. Doch dies merken wir oft erst viel später. Wir tun viele Dinge ganz einfach, und merken erst in der daraus resultierenden Wirkung, wie wir entschieden haben, wie wenig wir unser tiefes inneres Wesen gefragt haben, wie selten wir das in uns ruhende Gute mitentscheiden haben lassen.

Heben wir uns auf eine andere Bewusstheitsebene, auf eine höhere Frequenz, vergleichbar mit einem Adler, der aufsteigt und dann von oben herabsieht, bevor wir eine Entscheidung treffen und sagen wir zu uns: «*Langsam, ruhig, spüre einmal in die Situation, atme ruhig und warte in Stille ab, wie sich die Situation dann präsentiert. Spüre, was hast Du gerade erlebt. Worin kann der Sinn liegen, durch diese Erfahrung zu gehen?*» So lernen wir, Situationen von einem anderen Niveau her zu beobachten und

> ▶ Oft kann der menschliche Geist nicht unterscheiden und leben, was kräftigt, hilft, wahr ist, oder schwächt, zerstört oder in die Irre führt.
>
> ▶ Unser Instinkt und unsere Emotionen, Vorurteile, Haltungen oder Programme leiten ihn oft in die Irre.
>
> ▶ Er will uns schützen und bewahren vor erneuter schmerzhafter Erfahrung und hemmt dabei unsere Entwicklung.
>
> ▶ Er redet in uns oft die Dinge schön, sucht Ausflüchte und Erklärungen, um uns nicht weh zu tun.
>
> ▶ Er will die Spiegelfunktion durch andere oft nicht wahrnehmen, und führt uns in die Projektion.
>
> ▶ Wenn wir lernen, unseren Geist auf eine höhere Ebene zu bringen, von dorther wahrzunehmen und diese Wahrnehmung zur Entscheidungsfindung zu verwenden, werden wir durch unsere Entscheidungen kaum belastendes Karma entstehen lassen, das heißt Konsequenzen, die uns oder anderen schaden.

Abbildung 7: **Heben wir unseren Geist auf eine hohe Ebene**

zu analysieren. Wir lernen uns selbst zu beruhigen. Immer seltener entsteht etwas durch uns, was uns selbst dann schadet, was nicht in Harmonie war, sondern emotionale Gründe hatte. Es geht darum, uns nicht so zu verhalten, dass unser Ego befriedigt wird, dass wir nicht so agieren dass daraus ein Raum an Selbstverletzung, an Selbstschmerz, an Verletzung anderer Menschen entsteht. Mühsam müssen die Wirkungen an uns dann selbst wieder geheilt und mit anderen wieder ausgeglichen werden. Der niedrige Instinkt, das Ego zu befriedigen, und die Emotion, die von uns Besitz ergreift, führen uns ja doch in die Irre. Das heißt in die Irre, in die Verirrung in unserem Selbst: WIR VERIRREN UNS IN UNS SELBST.

Blicken wir von höherer Ebene auf uns herab, dann erhalten wir oft wichtige Informationen über uns selbst. Wir müssen dann nicht jahrelang in derselben Emotion verbleiben, sondern können uns unseren Themen und Mustern bewusst zuwenden, indem wir sagen: «Ich will mich ändern. *Ich will sehen, ob ich mit einer anderen Einstellung mir selbst gegenüber nicht ganz einfach besser lebe. Ich will meine Verletzungen, die sich als Schwachpunkte darstellen, als mögliche Bereiche von Beleidigung und Kränkung erkennen und heilen.»* Oft bringt unser Geist Argumente wie: *«Du bist ja so arm. Du bist in der Opferhaltung. Niemand kümmert sich um Dich. Du wirst immer zurückgewiesen. Du hast kein Geld. Das ist schon einmal schlecht ausgegangen, daraus wird wieder nichts.»* Wer kennt das nicht, wenn die Gedanken in Salven feuern, die uns um 3 Uhr in der Früh aufwecken und uns mit demselben konfrontieren wie am Abend zuvor. Diese oft so quälenden Gedanken geben uns jedoch einen inneren Anstoß, mit uns selbst in eine klare Diskussion einzutreten, in der wir mit uns selbst beginnen uns zu erklären: **«Überlege, wenn Du zurückgewiesen wirst, was weist Du denn selbst in Dir zurück? Wen weist Du zurück? Wovor hast Du Angst? Was in Dir fühlt sich dem Zurückgewiesensein ausgeliefert? Helfen Dir diese Gedanken? Sind es nicht nur Gedanken die Dich anstoßen wollen, endlich Schritte in die Hoffnung, in die Zuversicht, in den Glauben und in das Vertrauen, in die Änderung und Lösung zu gehen?»** Es gibt immer eine Ursache dafür, dass wir etwas erleben. Die Emotion und die Gedanken triggern einander und beide werden schließlich gemeinsam überwertig und dann bekommen wir Angst vor uns selbst, vor unserem Zustand, davor dass wir glauben, uns aus unseren Themen und Mustern nicht mehr lösen zu können. All das braucht die innere Lösung, die innere Freiheit. Es braucht den Akt der inneren Befreiung: **«Was ist es, was ich erkennen soll? Was hindert mich, den entscheidenden Schritt**

zu tun? Warum glaube ich, mich aus bestimmter Erfahrung nicht lösen zu können?» Im Zuge unserer Entwicklung werden wir gewahr, dass etwas unsere Entwicklung hemmt. Wenn wir zum Beispiel jemand anderem viele Jahre nicht vergeben können. Wenn wir glauben, unserer Mutter nicht verzeihen zu können, dass sie uns nicht in die Arme genommen hat, dass sie uns nicht sagte, dass sie uns liebhat und dass wir wertvoll und liebenswert sind. Welches emotionale Problem es auch immer ist, ob uns der Partner verlassen hat, dass wir noch heute auf den Vater zornig sind nach vielen Jahren, weil er uns allein gelassen hat. Wir sollten all das nicht in einem solchen Maß bewerten, dass es unser Leben vergiftet, uns die Freiheit des Lebens und die Leichtigkeit unseres Wesens nimmt. Es darf uns bewusst sein, dass wir nicht in dieser emotionalen Verstrickung mit dem einmal Erlebten verharren müssen, in dieser Abhängigkeit. Wir müssen nicht verharren in einem Zustand, der uns auch die letzte Kraft noch raubt und uns vielleicht auch noch krank macht. Es ist dieser Akt der Selbstbefreiung, dieses: «*Ich will frei sein*» was uns erlöst. Es ist die eigene Freiheit zu sagen: «*Aus dem gehe ich heraus. Vater: Ich gestatte Dir zu entscheiden, wann Du gehen willst. Du bist gestorben. Ich weiß Du bist gestorben, weil Deine Seele sich dafür entschieden hat. Ich nehme das nicht mehr als Ursache für mein persönliches Leid. Ich weiß jetzt, wie abhängig ich von Dir war. Ich bin glücklich dass Du im Licht bist. Ich liebe Dich. Und ich bin frei von der Abhängigkeit Dich zu brauchen, denn ich bin in meine Eigenermächtigung gekommen.*»

Diese innere Heilung in Form der inneren Lösung macht uns frei, und ich bleibe bei dem Bild, dass uns der Vater verlassen hat, als wir 14 Jahre alt waren: Durch die von uns wahrgenommenen Enttäuschungen unseres bisherigen Lebens lassen wir uns so beeindrucken, dass wir nicht den Mut und das Vertrauen haben, Neues freudvoll und optimistisch zu beginnen. Wenn wir solche

Schritte nicht gehen, so sind wir und bleiben wir Produkt unserer Vergangenheit, sind in ihr gefesselt, kraftlos und praktisch bewegungsunfähig in vielen Bereichen und vergeben die Chance auf innere Entwicklung.

Meditation: Die innere Befreiung

Wir schließen die Augen und kommen zu uns.

Wir suchen uns ein Thema, von dem wir uns befreien wollen. Ein einziges, was uns heute und täglich und vielleicht seit 20 Jahren weh tut. Wir suchen uns etwas, wovon wir glauben, nicht darüber hinwegkommen zu können. Halten wir die Absicht: «*Ich befreie mich. Ich löse mich. Ich erlöse mich von dieser Erfahrung, von den Gedanken darüber und der Emotion damit.*» Das formulieren wir jetzt in Form einer eigenen Vorstellung in unserem Inneren. Glauben wir fest daran, dass es unsere ABSICHT ist, die in unserem Innen Berge versetzen kann. Wir nehmen den Punkt, von dem wir uns befreien wollen, heraus aus unserem Leben. Wir atmen ganz ruhig und tief dabei, und wir nehmen uns unsere Zeit, solange wir brauchen. Formulieren wir diesen Aspekt klar und eindeutig.

Wir beginnen nun in unserer Stille die Affirmation vor uns zu sagen: «Ich löse mich von…», und sagen eine Reihe von Affirmationen selbst in unserem Inneren, die die Lösung dieses Aspektes, dieser Erfahrung darstellen: «*Ich löse mich davon, traurig zu sein, weil Du mich verlassen hast. Ich löse mich aus meiner Wut, die mir nur anzeigt, welche Erwartungshaltungen Du mir nicht erfüllst. Ich löse mich aus dem Gefühl der Zurückweisung, das Du mir spiegelst, weil ich etwas in mir zurückweise und nicht gestatte zu leben. Ich löse mich aus dem Gefühl allein zu sein, weil ich Angst* davor habe, *mir nicht selbst zu genügen, nicht wertvoll genug, nicht befriedigend und beglückend für mich selbst zu sein. Ich löse mich aus dem Gefühl, benachteiligt zu sein, weil ich so manches Mal in meinem Leben verloren habe. Ich löse mich aus dem Gefühl kraftlos zu sein, oder zu schwach weil ich das Gefühl habe andere sind stärker.»*

Wir sagen uns dies so lange vor, und stellen uns dies so intensiv vor, bis wir es wirklich gefühlsmäßig integriert haben, und heben diese Vorstellung auf eine höhere Bewusstseinsebene, nämlich die Ebene der lichtvollen Heilung. Trachten wir danach, dort anzukommen, und lassen wir diese Lösungsenergie durch unser ganzes Wesen fließen.

Es gibt in dieser Situation nur Erkenntnis, es braucht keine Entschuldigung, nichts wofür wir uns schämen müssen, nichts worüber wir uns ärgern müssen, nichts woran wir glauben Schuld zu sein. Wir wollen es nur neutral erkennen und nochmals geschehen lassen. Wir wollen aus dieser rein emotionellen Beurteilung einer Situation und aus dem Trauma daraus und aus der mentalen Abspeicherung herausfinden.

Niemand kann uns befreien, wenn nicht wir uns befreien – niemand. Und lassen wir niemand an uns heran, der sagt: *«Ich befreie Dich. Ich mache das an Dir. Du brauchst gar nichts machen. Ich mache es an Deiner statt.»* Daraus entsteht Karma, wenn wir beginnen im Energiekörper anderer zu arbeiten und diese zu manipulieren. Wir können nur einander den Raum halten, dass jeder für sich diese heilsame Entwicklung in sich selbst erfolgen lassen kann. *«Ich befreie mich. Ich löse mich. Ich erlöse mich.»* Ja, mit Gottes Hilfe, wenn wir das wollen. Mit der Hilfe anderer starker hoher Energien, die uns beistehen dabei und uns einen heiligen, heilsamen Raum halten. Immer soll für uns gelten, dass jeder von uns seinen individuellen Heilweg beschreiten darf. Aber wir haben es selbst zu tun, wir haben es geschehen zu lassen in uns, weil es unser Weg zu unserer Meisterschaft ist.

Je ehrlicher wir zu uns selbst sind, je tiefer wir in den Grund des Verständnisses unseres eigenen Selbst gehen, umso wirkungsvoller ist es.

Wir gehen immer in die Ursache zurück. Nicht nur: *«Ich befreie mich von der Angst»*, sondern *«Ich befreie mich auch von den Ursachen der Angst. Ich befreie mich von dem Gefühl, nicht gut genug zu sein, und von der Ursache, warum ich meine dies glauben zu müssen. Ich befreie mich von dem Gefühl, zurückgewiesen zu werden und von den Ursachen, warum ich so fühle. Ich befreie mich von dem Gefühl zu erwarten, immer zu verlieren, eben aus der Ursache heraus, schon so oft verloren zu haben. Ich söhne mich mit Niederlage und Verlust aus. Ich anerkenne Sieg und Niederlage als ident informativ für mich. Ich befreie mich von dem Bild, nicht erkannt zu werden in meiner Schönheit, und erkenne daraus, dass ich mich selbst weder innen in meinem Wesen noch außen in meinem Körper schön finde. Warum glaube ich denn, nicht schön genug zu sein für mich und die Welt? Was glaube ich hat meine innere Schönheit so zerstört, dass ich sie nicht sehen kann? Wie kann ich meine innere Schönheit für mich wieder herstellen?»*

Die Affirmation: *«Ich befreie mich»* repräsentiert einen Prozess, einen energetischen Prozess, der darin mündet, dass ich befreit bin, dass ich erlöst bin, dass ich mich erlöst habe, dass ich mich, ja auch mit der Hilfe anderer, mit der Hilfe Gottes, befreit habe.

Wenn es uns gelingt, eine solche Entwicklung einer Heilsequenz bis zum Abschluss durchzuführen, und wenn wir in dieser Energie bleiben, dann spüren wir plötzlich, dass das, was wir getan haben, dieser gesamte Ablauf, in uns Kraft erzeugt.

Aus dem Solarplexus, also aus dem Bauch, und aus unserem Herzen entsteht genau das, was sich dann als Kraft, als Lebensenergie anspürt, weil Lebensenergie frei wird, die von einem mentalen und emotionalen Muster blockiert war und von diesem

Muster verbraucht wurde. Jede Aufrechterhaltung eines Musters erfordert Energie und verbraucht sie daher. Jede Lösung aus dem Muster macht Lebensenergie frei, weil die Aufrechterhaltung des Musters durch unsere Lebensenergie nicht mehr notwendig ist. Wenn wir mehrere Muster haben, wird ein Gutteil unserer Lebensenergie durch diese Muster verbraucht, und wird dann frei, wenn wir diese Muster gelöst haben: «*Ich will diesen Prozess morgen noch einmal wiederholen, bis ich dieses Muster und dieses Themen meines Lebens abgearbeitet habe.*»

Nehmen wir uns Zeit. Machen wir Notizen, nach welchen Mustern wir agieren, und wieviel Aufmerksamkeit diese Muster auf sich ziehen. Mit eigenen Worten niederschreiben, wovon wir uns lösen, wovon wir uns befreien wollen, ist heilsam. Und der Schlusspunkt ist: «*Ich bin erlöst und bin befreit. Ich habe die Ursache erkannt, und mich von dieser befreit durch Aussöhnung, durch endgültiges Aussteigen, durch mein Durchbewegen durch die Erfahrung. Und ich will nacharbeiten so lange ich es selbst als nötig erachte.*»

Je tiefer und umfassender wir einen solchen Prozess erleben, umso tiefer dringt er ein in uns, und umso tiefer können wir die wirklichen Ursachen unserer Muster erkennen und entsprechend behandeln. Wir beginnen und arbeiten uns langsam in unsere Tiefe, oder in unsere Höhe, je nachdem wie wir es sehen wollen: in die Tiefe unseres Unbewussten und in die Höhe unserer energetischen Frequenzen.

Viele unserer Muster und Programme, nach denen wir funktionieren, entstanden durch Traumata, durch Verwundung oder durch Verletzung. Würden wir diese sofort einer Heilung zuführen, so würden wir unbeschwert durch das Leben gehen und sagen: «*Ich bin eigentlich vollkommen unverletzt und nicht traumatisiert. Ich heile mich sofort von dem, was mich gerade verletzt hat. Mein Leben läuft planmäßig, im Innen und im Außen. Ich lebe in Freude und Frieden.*» Das ist jedoch bei vielen von uns nicht der Fall, sonst würden wir nicht unglücklich und kraftlos sein, nicht krank werden, sonst würden wir uns nicht trennen müssen, sonst würden wir nicht emotional in Form von Trauer, Angst, Enttäuschung, Wut, Eifersucht auf Erlebnisse, auf Trigger reagieren. Die Dramatik unseres Lebens entsteht ja ausschließlich deshalb, weil uns diese Dramatik etwas zeigen und etwas lehren will. Und wenn wir bestimmte Aspekte an uns geheilt haben, dann sind wir in diesem Teilaspekt unseres Lebens heiter und freudig. Die Heilung gibt uns Kraft. Wir haben diese Kraft frei für den nächsten Heilschritt, für die nächste Herausforderung unseres Lebens.

Befreien wir uns also durch diese Bewusstheitsschritte aus bestimmten mentalen und emotionalen Mustern, und erreichen wir in diesen Heilschritten eine gewisse Meisterschaft, dann werden wir unser gesamtes Leben ändern. Wir werden nicht mehr abhängig sein, wir werden nichts mehr erwarten, sondern glücklich sein mit dem, was durch unser Sein entsteht. Je entwickelter unser Sein, unser Bewusstsein ist, desto mehr wunderbare Erfahrungen entstehen in unserem Leben. Es müssen ja wunderbare Dinge entstehen, wenn wir all das, was uns in unserem Leben von der Lebensfreude trennt, geheilt haben, uns davon gelöst haben. Im Rahmen des Heilvorganges kommen bestimmte Situationen, mit denen wir uns aussöhnen müssen, die wir ausgleichen müssen, und in denen wir mit anderen in geistigen Kontakt treten müssen und sagen: «*Es tut mir leid. Ich bedaure, was durch mich geschehen ist. Ich will das in meinem Wesen wieder gut machen. Vergib mir.*» Was auch immer in unseren Meditationen aufscheint, um Versöhnung bitten oder Versöhnung anbieten, ist zentral. Wenn wir in eine innere Entwicklung gehen, dann kommen die entsprechenden Informationen von einer höheren Ebene in uns, die uns sagen, was wir zu tun haben, um bestimmte

Erfahrungen auszugleichen. Und irgendwann einmal haben wir sie dann gelöst.

Schritt für Schritt lernen wir unser Inneres kennen und kommen einer Heilung auf allen Ebenen, aller verwundeten Bereiche näher.

Ende Meditation

DIE ENERGIE DES LEBENS

Lebenskraft ist die Energie, die wir zur Erfüllung unserer Lebensaufgabe benötigen. Für jeden Stoffwechselprozess, für jede innere und äußere, also geistige oder körperliche Bewegung benötigen wir Kraft. Jeder Impuls benötigt zu seiner Umsetzung Energie. Jeder Denkvorgang, jeder Fühlvorgang, jede Absicht, jede Durchführung, jegliche Tat braucht Kraft. Konfrontieren wir uns mit Menschen, die in einer tiefen Depression sind, oder wenn wir dies selbst einmal erlebt haben, dann werden wir sehen, dass dann jede Handlung, jede Aktivität außerordentlich schwer fällt. Es fehlt der Entscheidungswille, selbst für die kleinen Dinge, sogar manches Mal die Kraft zum Schlafen.

> ▶ Lebenskraft ist eine unumgängliche Notwendigkeit zur Erfüllung unserer Lebensaufgabe.
> ▶ Für jeden Prozess in uns ist Lebenskraft nötig.
> ▶ Eine Absicht in sich formulieren ist ein energetischer Prozess.
> ▶ Der daraus resultierende Impuls benötigt zur Umsetzung innere Kraft.
> ▶ Lebenskraft ist der Treibstoff in unserem Tank.
> ▶ Lebenskraft ist Lebensessenz, die in uns und durch uns entsteht.
> ▶ Lebenskraft ist für alle inneren und äußeren Handlungen notwendig.

Abbildung 8: **Lebenskraft ist eine Energie**

Wenn die Lebenskraft fehlt wird nichts mehr formuliert, wir haben nichts mehr vor, wir tun nichts mehr, weil der Impuls etwas zu tun nicht mehr da ist, weil der Lebensmotor nicht starten kann, wenn kein Treibstoff in unserem Tank ist. Und da können wir noch «so ein tolles Auto sein», noch so besondere Fähigkeiten haben, wenn kein Benzin im Tank ist, kann sich auch der wunderbarste Mensch nicht bewegen, weder seine Möglichkeiten erkennen, noch seine Talente umsetzen. Nicht er will nicht, sondern er kann nicht. Und wie lange dauert es oft, Monate, bis Lebensenergie zurückgewonnen wird, bis der Sinn des Lebens, der Sinn der Erfahrungen des Lebens, erkannt werden kann, und langsam, oft sehr langsam, Freude in das Leben zurückkehrt. Wie wichtig ist es, während dieses Prozesses der Rehabilitation an sich zu erkennen, was zu diesem Zustand geführt hat: «**Habe ich mich chronisch überlastet, körperlich, geistig, emotional? Habe ich die eigene Schönheit, Würde, den eigenen Wert nicht sehend, Trauer, Enttäuschung, Sinnlosigkeit in meinem Leben geglaubt leben zu müssen? Habe ich mir bis zur Selbstzerstörung, bis zur Selbstaufgabe Lasten auf meine Schultern gelegt, die zu diesem vollkommenen Verlust meiner Lebenskraft geführt haben?**»

In diesen oft langen Monaten der Rekonstitution von Lebenskraft sollten unsere Augen jedoch auch schon wieder nach vorne gerichtet werden, und vorsichtig und hoffnungsvoll die Chancen, die dieser gesamte Prozess beinhaltet, erkannt und wahrgenommen werden.

Lebenskraft als Essenz, die in uns selbst entsteht, spielt bei allem im Außen und bei allen Prozessen im Innen eine wesentliche Rolle. Wir müssen zuerst unseren Speicher nachfüllen, nicht den Speicher anderer. Erst wenn unser Speicher voll ist, bis sich Regeneration eingestellt hat, können wir wieder anderen zu helfen beginnen. Die eigene Energie muss zuerst die Grundbedürfnisse für die eigene Gesunderhaltung und die eigene Entwicklung decken. Erst dann können wir unsere Aufmerksamkeit auf andere lenken. Häufig besteht das Problem, mit dem wir es üblicherweise bei Patienten und Menschen in heilenden Berufen zu tun haben, dass sie nicht ausreichend für sich selbst sorgen und sich nähren. Andere denken vielleicht überhaupt nur an sich, und nur an ihren Erfolg und an ihren Fortschritt, erfolgreich und machtvoll zu bleiben.

Speziell für solche im Heilberuf ist es besonders wichtig, sich mit der eigenen Lebenskraft auseinanderzusetzen, jedoch auch für andere, die sich gerade in fordernder Lebenssituation befinden, so auch Eltern mit drei kleinen Kindern, oder Menschen mit dementen Eltern als Beispiel. Für uns muss es so sein, dass wir den Fokus primär eben auch auf uns richten müssen. Erst wenn wir durch eine entsprechende Änderung der Art, wie wir leben, wie wir uns behandeln, wie wir auch auf uns Rücksicht nehmen, wie wir immer wieder Ruhepausen einlegen, wenn wir durch diese Änderung, durch diese Transformationsschritte in der Lage sind, mehr und mehr Energie in uns selbst zu erzeugen, dann sind wir in einer Position, dass wir an der Begleitung, an der Heilung anderer teilnehmen, dass wir unsere Energie zu teilen beginnen. Denn wir können nicht teilen, was wir nicht haben.

Wenn wir uns – aus welchen Gründen auch immer – energetisch ausbluten, dann sind wir nicht in der Lage, die Vorstellungen unserer Hilfestellungen für andere zu erfüllen. Es gilt also, mit einer Heilarbeit bei sich selbst zu beginnen, sich selbst gut kennenzulernen und auf allen Ebenen ausreichend zu versorgen, indem wir die nötigen Heilschritte an uns selbst durchführen. Erst dann können wir beginnen, unsere Aufmerksamkeit auf andere zu richten und so diesen anderen Teil unserer Lebensaufgabe, das Wirken am DU zu erfüllen.

Dass wir über unsere Lebenskraft sprechen müssen, zeigt dass wir Handlungsbedarf in dieser Beziehung haben. In Wirklichkeit würden wir ja gar nicht darüber sprechen müssen, weil es vollkommen automatisch sein müsste, dass wir die Voraussetzungen an uns selbst schaffen, ausreichend Lebenskraft zu besitzen. Wenn wir in uns ruhen, wenn Freude und Sinnhaftigkeit unser Leben leiten, Liebe und Frieden unser Herz erfreuen, wir auf uns aufpassen und uns nähren, dann entsteht durch diese Haltungen ausreichend Energie, dass wir auch manchmal «durch unser Leben sausen» können, uns auch zeitweilig energetisch belasten können, ohne dass wir in einen Mangel kommen. Das Maßhalten zwischen Ruhe und Bewegung, zwischen energetischer Belastung und meditativer Haltung lässt uns in der Mitte bleiben, und diese Mitte gibt uns Kraft. Wir haben dann ausreichend Energie zur Verfügung, und verströmen sie ganz automatisch. So verläuft das Leben wellenförmig mit Aufbau von Lebenskraft und Verbrauch, mit Ruheperioden zur Regeneration und solchen der Herausforderung. *«Da wäre noch was zu tun. Das könntest Du noch an Dir heilen. Richte Deine Aufmerksamkeit doch darauf. Hier bist Du sozial gefordert, engagiere Dich doch. Biete doch in dieser prekären Lebenssituation anderen Deine Hilfe an.»* Sind wir in einem stabilen Zustand, dann werden wir durch eine herausfordernde Situation nicht überlastet, sondern dann gehen wir durch eine Erfahrung, die uns manchmal vorübergehend auch etwas destabilisieren kann, uns vorübergehend ins Chaos bringen kann, aber für uns und für andere immer wieder die Möglichkeit der Erkenntnis, des Wachstums, der Transformation darstellt.

Die Seele ist ein weites Land, und wir sind als Ganzes ein so weites Land. Wir sind so unendlich vielschichtig, und alle Energiefrequenzen von der körperlichen Ebene, die ganz langsam schwingt, bis zum göttlichen Funken, der uns übertragen wurde. Das ist alles in uns. Wenn wir uns dessen bewusst sind, wie komplex das biologische System Mensch ist, dann werden wir, wenn wir einmal vorübergehend straucheln, Milde und Güte, Klarheit und Verständnis an uns walten lassen. Wir werden aber auch Anstrengungen unternehmen, um sehr eindeutig zu erkennen, wie notwendig es ist, uns bewusst mit bestimmten Aspekten unseres Lebens achtsam und sorgfältig auseinanderzusetzen, um uns auch zu beschützen vor Entwicklungen vielleicht, die nicht zu unserem höchsten Wohle oder zu dem anderer sind, oder vor einer Dynamik, in die wir gar nicht einsteigen sollten. All das soll zeigen, wie bedeutend es für uns ist, kontinuierlich lernen zu wollen, und andauernd bestimmte Korrekturen an uns selbst vorzunehmen. Gerade weil dieses komplexe biologische System Mensch von uns in seiner Ganzheit so schwer zu durchdringen und zu erfassen ist, sollten wir offen und liebevoll mit unseren eben manchmal auch problematischen Haltungen und Entscheidungen umgehen. Eigene wunderbare kreative Werke werden oft beiseite gewischt, und kleine «Fehlgriffe» oft erbarmungslos von uns selbst kritisiert. Weil es aber so herausfordernd ist, uns ganzheitlich wahrzunehmen, unser System zu erfassen, sollte Nachsicht und Güte uns gegenüber vorherrschen, ohne den Gesamtfokus auf die eigene Entwicklung zu verlieren.

Das Entscheidende ist, dass wir uns mit uns selbst auseinandersetzen, unsere Aufmerksamkeit, unseren Fokus auf uns richten, was vielen von uns in ihrer Kindheit und in ihrem Heranwachsen ja nicht gelehrt oder auch erlaubt wurde. Wenn wir diese Schritte der Selbsterkenntnis und Selbstverwirklichung tun, uns rücksichtsvoll behandeln und uns immer wieder durch innere und äußere Erfahrungen entwickeln, dann halten wir unsere Energie in Balance. Wir werden dann mit Zeiten der Herausforderung schnell, aktiv, initiativreich, lösungsorientiert und auch wendig umgehen, und werden uns auch die Zeit und die Muße geben zu warten, innezuhalten, in der Stille Erkenntnisse zu sammeln, und diese wachsam und aufmerksam umzusetzen.

Gehen wir in diese Selbsterkenntnis, dann fühlen wir auch, dass das Leben uns im Außen und im Innen immer wieder unser eigenes Sein widerspiegelt und uns sagt: «*Mein Lieber, Du hast gestern etwas erlebt, was Dich noch heute belastet. Damit musst Du Dich auseinandersetzen. Nimm Dir ein paar Tage in Deiner Stille und gehe dieser oder einer anderen Emotion tatsächlich auf den Grund, kläre die Ursachen, erkenne die Zusammenhänge und löse das auf was ich, Dein Leben, Dir spiegle.*» Nehmen wir auch zur Kenntnis, dass uns so manche Erfahrung natürlich vorübergehend belasten kann und wir auch Zeit zur Klärung und Erkenntnis benötigen. Ein wenig Chaos ist eben auch in unserem Leben eine Möglichkeit, zur Erkenntnis, Orientierung und zu einer Neuordnung zu kommen.

Wir sind als Ganzes in diesem multidimensionalen Zusammenhang vieler unterschiedlicher Perspektiven und Ebenen sehr gefordert. Der Übergang in die nächste Dimension, des völligen Erfassens energetischer Abläufe, und das schrittweise Herantasten an diesen Zustand, das Korrigieren und Neuorientieren, beinhaltet manchmal natürlich auch Irrwege. Es ist eben eine fordernde Entwicklung, uns zu erlauben unsere innere Fülle in Freiheit und Freude erst einmal leben lernen zu dürfen. Es ist so viel in uns, das darauf wartet erkannt, gehoben und gelebt zu werden. Dynamik ist für diese Entwicklung etwas sehr Wesentliches. Beweglichkeit, Mut zur Änderung, Durchwandern von Erfahrungen, Mut zum Aufbruch, Vertrauen sind nötig zum Erreichen von neuen Ufern: All das sind dynamische Prozesse, und so auch das Karma, das uns kontinuierlich mit dem, was aus unseren Handlungen, aus unseren Haltungen, aus unseren Taten entsteht, konfrontiert und uns liebevoll auffordert, das was durch uns erschaffen wurde zu erkennen und uns mit dem was durch uns entsteht, auseinanderzusetzen. So werden in unserem Leben andauernd Korrekturen vorgenommen werden müssen,

Korrekturen in unserem Inneren, da wir nur das leben können, was wir in uns haben, und was wir in uns haben gehört eben wahrgenommen und erkannt, für gut befunden oder eben geändert. Alle diese Korrekturen und Entwicklungsschritte benötigen Lebenskraft. Sie geben uns Lebenskraft, wenn sie gelöst werden, oder sie nehmen uns auch Lebenskraft, solange sie ungeheilt in uns vorhanden sind. Aufmerksamkeit benötigt Energie, denn die Energie folgt der Aufmerksamkeit, jedoch muss dafür Energie vorhanden sein. Und wir können noch so sehr aufmerksam sein wollen, wenn keine Kraft dafür vorhanden ist, ist es oft nicht möglich, bestimmte Aufgaben zu erfüllen. So muss eben auch der Fokus, dieser Modus des YIN, der Energie die nur für uns da ist, hochgehalten werden und in völligem Ausgleich mit dem YANG sein, keines darf gegenüber dem anderen überwiegen.

AUFMERKSAMKEIT AUF UNSER MULTIDIMENSIONALES LEBEN

> ► Ich lerne meine Aufmerksamkeit immer mehr bewusst auf mich zu richten.
> ► Ich bin mir bewusst, dass meine Strahlkraft aus meinem Inneren kommt.
> ► Ich will strahlen, ich habe viel Licht in mir.
> ► Ich sorge für meine Lebenskraft.
> ► Ich überfordere mich nicht.
> ► Ich achte darauf, was mir meine Kraft raubt.
> ► Ich fühle, was mich nährt, mich stabilisiert und sicher durch das Leben führt.

Abbildung 9: **Affirmationen für: Der Fokus liegt auf mir**

Hier werden Affirmationen beschrieben, die den Inhalt haben, den Fokus auf uns zu lenken – immer wieder, immer mehr. Dies gilt auch für Menschen mit ausgeprägten Egoismen, vielleicht für solche besonders. – Aufmerksamkeit für das Mitgefühl für andere, für Freigiebigkeit für Notleidende, für Toleranz anderen gegenüber. Diese angegebenen Affirmationen sind nur eine kleine Auswahl von dem, was wir uns in unserem Leben bezüglich der Aufmerksamkeit, die wir auf uns lenken sollen, selbst vorsagen und in uns immer wieder wiederholen können. Unsere Energie folgt unserer Aufmerksamkeit. Dies kann nicht oft genug wiederholt werden. Deshalb sollten wir uns auch nur mit EINEM Aspekt im Augenblick beschäftigen. Dann ist unsere gesamte Aufmerksamkeit auf diesen Aspekt gerichtet, und damit auch unsere uns in diesem Augenblick zur Verfügung stehende Energie.

Die Aufmerksamkeit auf uns zu lenken, und das bewusst, heißt wir beschäftigen uns in diesem Augenblick ausschließlich mit uns. Unsere gesamte Wahrnehmung ist auf uns selbst gerichtet und hier wieder auf den Aspekt, um den es uns gerade geht. Zuerst steht noch «*Ich lerne*». Es steht nicht: «*Ich kann*», oder «*Ich muss*», sondern es steht: «*Ich lerne*». Das heißt: Wir können lernen unsere Aufmerksamkeit auf uns zu lenken, wir sollen es erlernen. Aufmerksamkeit auf sich zu richten ist ein Aspekt, den wir in dieser spirituellen Schule, in die wir alle gehen, oder gehen können, lernen können. Manche von uns, die es trainiert haben, spüren dann die Energie, die sie durchfließt, wenn sie sich Zeit für sich selbst nehmen, ohne etwas zu tun, und nur im Sein sind, beobachten, wahrnehmen, still sein, in sich horchen, ohne beurteilen, ohne Stellung zu beziehen. Es gilt ganz neutral beobachten, in der Mitte sein, wahrnehmen was in uns geschieht, ob Resonanz entsteht. Wenn ja: welche? So lernen wir uns kennen, indem wir uns beobachten.

So lernen wir, diese Aufmerksamkeit auf uns zu richten. Wir lernen uns Zeit zu lassen, uns wichtig zu nehmen, das Eigene, vielleicht den zu heilenden Aspekt wertzuschätzen. Wir lernen in unsere Stille zu kommen, und uns dann schließlich zum Beispiel auf ein Symptom, sagen wir: das schmerzende rechte Knie, einzuschwingen. Das wieder heißt, uns mit der eigenen Aufmerksamkeitsenergie mit dem Schmerz im Knie zu verbinden, und die entsprechenden Fragen zu stellen: «**Liebes Knie, was willst Du mir sagen? Warum tust Du mir gerade jetzt weh? Welchen geistigen Aspekt, den ich nicht beachtet habe, willst Du mir mitteilen? Habe ich Dich überbeansprucht? Ist es ein körperlicher Aspekt, den Du mir sagen willst? Habe ich mich** zu schnell bewegt? Oder ist es ein emotionaler, energetischer Aspekt? Kniee ich zu häufig? Bin ich unterwürfig? Will ich nicht mehr in die Knie gehen? Will ich mich nicht beugen lassen? Kann ich die Last meines Lebens nicht mehr tragen?» Eine große Fülle von Fragen kann man an das Knie richten, wenn wir unseren vollen Fokus und unsere volle Konzentration in Stille und Kontemplation auf dieses schmerzende rechte Knie richten. Dann erst kommen die entsprechenden Antworten in Form von Gedanken und Gefühlen, vielleicht auch Emotionen, dann kommt unsere ganze Phantasie zum Tragen, die uns der Klärung dieses Problems näher bringt. Wir können dem Knie zuhören, was es antwortet. Wir können die Reaktion unseres Wesens wahrnehmen, bis wir die passende Antwort erhalten. Dann beginnt die Energie zu fließen, dann sind wir im «Flow».

Diese Aufmerksamkeit auf das Knie ist uns bewusst, sie ist absichtsvoll, das heißt wir verbinden eine Absicht mit dem Richten der Aufmerksamkeit auf das Knie, nämlich die Ursachen zu erfassen, warum es weh tut. Die Aufmerksamkeit ist geradlinig, genügt den Kriterien der Ausschließlichkeit, das heißt wir lassen uns nicht ablenken in diesem Moment, und wir fragen neutral und lassen Antworten entstehen und kommen. Wir sollten einen Unterschied machen zwischen dem Knie als Teil unseres Körpers und einem Reifen als Teil unseres Autos. Das soll heißen, die Teile unseres Körpers sind nicht Teile einer Maschine und wollen auch nicht so behandelt werden, sondern sie sind Teile eines hochsensiblen, multidimensionalen Kunstwerks, nämlich des Menschen, des menschlichen Körpers in seiner Ganzheit. Sprechen wir, fragen wir, werden wir Antwort bekommen, und trachten wir, diese Antwort wahrzunehmen und sie zu berücksichtigen. Und natürlich gehört zu dieser ganzheitlichen Betrachtung eines schmerzhaften Knies eine ärztliche Konsultation und vielleicht auch die Durchführung einer Magnetresonanz.

Jetzt richten wir unsere Aufmerksamkeit auf unseren Körper, besonders auf unsere Wirbelsäule: «*Ich lerne, meine Aufmerksamkeit auf meinen Körper, immer mehr bewusst auf mich zu richten, auf meinen gesamten Körper.*» «Wo habe ich ein Defizit? Was tut mir weh in meinem Körper? Was kann ich nicht bewegen? Wo bin ich nicht mehr biegsam? Warum ist meine Wirbelsäule so starr, so wenig aufgerichtet, so wenig gerade? Wie viel bewege ich mich? Wie oft schwitze ich durch körperliche Bewegung? Wann war meine letzte Yogastunde?» Sagen wir nicht: «*Das tut mir ja weh, wenn ich mich bewege.*» Sondern sagen wir: «*Es tut mir weh, weil ich mich so wenig bewegt habe. Ich will mich bewegen, weil wenn ich mich bewege, dann wird Gelenksflüssigkeit produziert, ganz einfach die Gelenksflüssigkeit kommt in den Fluss, und irgendwann wird diese Arthrose wieder abgebaut.*» So lernen wir, unsere Aufmerksamkeit auf unseren Körper, immer mehr bewusst auf uns selbst zu richten. Knie und Wirbelsäule sind nur Beispiele für diese Übungen, und stehen nur als Teil für den ganzen Körper.

Aufmerksamkeit auf unser Denken

Dann richten wir unsere Aufmerksamkeit auf die nächste Ebene, nämlich auf die mentale. Lernen wir, unsere Aufmerksamkeit auf unsere Gedanken zu lenken. Gehen wir einmal in den Kopf hinein, in unser Gehirn, mit unserem Fokus auf unsere Gedanken: «Wie denke ich? Wie kalkuliere ich? Was ist mir wichtig im Denken? Mit welchen Hintergedanken denke ich? Denke ich lösungsorientiert? Denke ich orientiert? Lasse ich beim Denken Gefühle zu?»

Es geht nun einmal um die Aufmerksamkeit. Das ist ein ganz zentraler Punkt. Die Aufmerksamkeit immer mehr auf uns zu richten.

«Warum denke ich so? Was kommt jetzt für ein Gedanke auf mich zu?» Gedanken sind kreative, zielgerichtete Energien der Information, eine Botschaft aus unserem Inneren oder an unser Inneres. Manchmal schreckt sich jeder von uns, wenn ihm der eine oder andere Gedanke kommt, oft aus der Tiefe unseres Wesens. Oft können wir solch spontane Gedanken gar nicht deuten. Sie entsprechen nicht unserem augenblicklichen Wesen, und doch können solche Informationen über die Art wie wir denken und was in uns verborgen ist, für uns sehr wichtig und heilsam sein. Sie geben uns einen Aufschluss über unsere Gedankenwelt, über das Verhalten unserer Gedanken. Sie geben uns auch Informationen über die Gedanken als machtvolles Instrument, Aspekte unseres Lebens umzusetzen. Die Art wie wir denken, welche Absicht wir mit einem Gedanken verbinden, ob wir manipulativ sind, ob unsere Gedanken andere liebevoll begleiten, oder andere Menschen täuschen wollen… All dies ist so wesentlich, weil es uns Auskunft über uns selbst gibt, wenn wir ehrlich und neutral diese Ebene unseres Wesens betrachten, wenn wir bereit sind für die liebevolle Auseinandersetzung mit unserem mentalen Aspekt.

Aufmerksamkeit auf unsere Gefühle

Dann gehen wir auf unsere Gefühlsebene. Lenken wir den Fokus auf unser Herz in Stille und Kontemplation: das Herz, der energetische Ort unserer Fühlebene. Lernen wir spüren, wie es unserem Herzen geht. «Wie fühlt sich mein Herz an? Achte, liebe und ehre ich mein Herz? Bin ich dankbar dass es schlägt und dass es gesund ist? Kann ich mein Herz überhaupt fühlen? Ist es warm, weich, offen, oder verschlossen weil verletzt, abweisend weil es Angst vor Nähe hat?» Spüren wir in unser Herz, welche Verletzungen, welche Enttäuschungen es nach wie vor in sich abgespeichert hat. «Kann ich diese mit Erlebnissen und Erfahrungen in Verbindung bringen? Kann ich mein inneres Kind sehen und spüren? Welches Gefühl wird mir bewusst, wenn ich mein inneres Kind sehe und spüre? Kann ich die Liebe zu mir so spüren, dass sie mir Herzenskraft gibt und zugleich mein Herz gesund erhält?» Und wieder: All das sind Informationen, die uns Auskunft über unsere Fühlebene geben. Erst wenn wir unsere Gefühlswelt kennengelernt haben, wenn wir wahrnehmen, wie wir fühlen, wenn wir unsere Wunden kennengelernt und geheilt haben, können wir die oft so wunderschöne und oft so verletzte oder verletzende Gefühlsebene anderer Menschen erkennen und ihnen Raum für ihre eigene Heilung anbieten. Wie fordernd kann es für uns sein zu spüren, dass der Zugang zu unserer Gefühlsebene verschlossen ist, weil das Herz verschlossen ist. Oft geschieht dies aus Angst vor erneuter Verwundung, und es braucht große, liebevolle Zuwendung zum eigenen Selbst, um das Herz wieder zu öffnen.

Aufmerksamkeit auf unsere Emotionen

Eine andere Ebene sind unsere Emotionen. Emotionen sind Botschaften aus unserem Inneren, meist aus unserem Bauch heraus. Sie entstehen, wenn sie getriggert werden. Wenn wir etwas erleben im Außen, was in uns selbst Resonanz findet, so führt dies zu einer emotionalen Reaktion. Man kann sagen, Gefühle haben wir und Emotionen bekommen wir. Richten wir also unsere Aufmerksamkeit auf eine Emotion, die uns quält, vielleicht Wut oder Eifersucht oder Aggression. Lernen wir zu dieser Emotion zu stehen und das Entstehen einer Emotion nachzuvollziehen. Verurteilen wir uns nicht, dass wir eine solche Emotion haben, sondern erkennen wir, wie sie entsteht, wann sie entsteht, und schließlich welche Ursache in unserem Inneren durch einen Trigger angesprochen werden kann, der schließlich die emotionale Reaktion auslöst. Blicken wir dorthin in uns, und merken wir, dass wir immer dann, wenn eine Erwartungshaltung in uns nicht erfüllt ist, zum Beispiel mit Trauer oder mit Zorn reagieren. Erkennen wir, welche Erwartungshaltung wir haben, und woher diese Erwartungshaltung kommt, warum wir überhaupt Erwartungshaltungen besitzen. Wir erwarten etwas, was wir noch nicht haben, sonst würden wir nicht darauf warten. «Warum gebe ich mir das, worauf ich warte, nicht selbst? Was muss ich an mir ändern, dass ein solcher Wunsch in Erfüllung geht?» Emotionen auszuleben wie zum Beispiel Zornausbrüche oder tagelange Phasen von Eifersucht sind außerordentlich kräfteraubend, und Heilung dieser Aspekte ist für unsere Energiebalance etwas sehr Wesentliches. Lernen wir, uns nicht zu verurteilen, weil wir Emotionen besitzen. Werden wir nicht böse auf uns, wenn wir eine Emotion zeigen, und wir erkennen müssen, dass sie uns schon viele Jahre beherrscht. Sie hat einen Grund und statt uns über uns zu ärgern, beschäftigen wir uns doch mit dieser Emotion und gehen wir ihr auf den Grund, woher sie kommt, und was in uns geheilt werden muss, dass sie dann einfach geht.

Aufmerksamkeit auf unsere spirituelle Ebene

Nun lernen wir, unsere Aufmerksamkeit auf unsere spirituellen Aspekte zu lenken, zum Beispiel auf die Sinnhaftigkeit unseres Lebens, auf die Bedeutung unseres Seins für das Wohlergehen in unserem Leben und im Leben anderer, auf die Notwendigkeit tatkräftig und liebevoll in unser Leben einzugreifen und uns nicht als fremdbestimmt, sondern als eigeninitiativ und eigenermächtigt zu betrachten. «**Fühle ich mich geborgen in meinem Leben? Fühle ich das Beschützt sein, das Geborgen sein? Ermesse ich, dass ich dem göttlichen Plan genügen darf, indem ich mich löse von dem, was mich von meiner Seelenaufgabe trennt? Erlaube ich mir die Fülle in meinem Leben zu leben und schmerzhafte oder erniedrigende spirituelle Erfahrungen in diesem oder in früheren Leben an mir zu heilen?**»

Sinnhaftigkeit in unserem Leben ist eine ganz starke Kraftquelle. Sinnhaftes zu tun, Sinnhaftes zu fühlen, sich eingebettet fühlen in globale Sinnhaftigkeit erlaubt uns einen klaren lebensbejahenden Duktus in unserem Lebensfluss. Ganz individuell stellt sich die Frage: «**Was gibt meinem Leben Sinn? Welche**

Aspekte meines Lebens sind sinnlos? Warum betreibe ich sie dennoch weiter? Entwickle ich mein Wesen in sinnhafter Art? Lebe ich meinen Beruf, den ich ausübe, sinnvoll? Hat meine Freizeitbeschäftigung Sinn? Bin ich in der Lage einen Sinn auch in verworrenen Situationen zu erkennen? Steige ich aus mir bekannten Erklärungsmustern aus, öffne ich mir einen Raum, der mir Informationen auf einer hohen energetischen Ebene erlaubt?»

Wenn wir uns mit einer Affirmation auseinandersetzen, dann trachten wir danach, diese Affirmation wirklich in ihrer Ganzheit zu erfassen. Jedes Wort einer Affirmation. Kommen wir nochmals zu dem Lernen zurück: «Bin ich überhaupt bereit zu lernen? Warum soll ich denn noch immer lernen? Ich mag nicht mehr in die Schule gehen! Ich habe schon genug gelernt. Ich brauche nichts mehr lernen. Ich weiß sowieso alles!» Es ist uns wohl klar, dass dies eine sehr gefährliche Haltung ist, die eben keine innere Bereitschaft zur Änderung, zum Verständnis und zur Erkenntnis erkennen lässt. Wie gesagt ist unser multidimensionales Wesen so unendlich vielschichtig, so grenzenlos in vielen Perspektiven, dass höchste Lernbereitschaft und Aufmerksamkeit nötig erscheint, es auch nur ansatzweise zu erfassen. Affirmationen auf allen Ebenen zu betrachten erlaubt uns ein großes und weites Bild, das sehr viel Erkenntnis in sich selbst birgt.

UNSERE STRAHLKRAFT – DAS LICHT

Gehen wir nun zur nächsten Affirmation: «*Ich bin mir bewusst, dass meine Strahlkraft aus meinem Inneren kommt.*» Bewusstsein will in diesem Zusammenhang heißen, dass es unserem inneren Wissen entspricht, und wenn es unserem inneren Wissen entspricht, dass wir auch darüber nachdenken können, dass wir es anfühlen können, und dass es auch unserer inneren Wahrheit entspricht, dass unser ganzes Wesen mit diesem Inhalt konform geht. Worum geht es in dieser Affirmation? Es geht um Strahlkraft. Und es geht darum, dass diese Strahlkraft aus unserem Inneren kommt. Gemeint ist hier natürlich das Ausstrahlen, dass etwas aus uns selbst herauskommt, was aus uns strahlt und dass es aus unserem Inneren kommt, dass es also aus unserem Wesen kommt und tief mit unserer Essenz verbunden ist.

Spüren wir einmal diese Strahlkraft, die von uns einmal in uns selbst strahlt. Wir strahlen in uns für uns. Was können wir ausstrahlen? Wir können Wärme und Liebe, Güte, Frieden, Gelassenheit, Würde und Demut ausstrahlen, liebevolle Aspekte und Haltungen. Wann können wir diese ausstrahlen? Wenn wir es selbst in uns besitzen. Auch hier ist wieder ein Beispiel dafür wie YIN und YANG in uns agieren. Was wir in uns besitzen, entspricht dem YIN, und wenn Harmonie in uns herrscht, so werden wir die oben angeführten Aspekte nicht nur für uns behalten, sondern im YANG mit anderen und der Welt teilen. Wir können nur dann Haltungen auch für uns selbst ausstrahlen, wenn die Voraussetzungen in uns selbst gegeben sind, dass wir diese Haltungen selbst in uns tragen. An diesen Haltungen können wir arbeiten, diese Haltungen können wir durch schrittweise innere Heilungen erreichen, für uns selbst, zu unserer Lebensführung mit uns selbst verwenden und sie schließlich im Yang-Modus für andere Menschen ausstrahlen. Etwas, was also unserer Strahlkraft entspricht, ist abhängig von der Art und dem Wesen unseres Seins.

Jetzt halten wir einmal diese Strahlkraft in uns. Fragen wir: «Wie stark ist denn diese Strahlkraft in mir? Was hindert mich denn zu strahlen? Was setze ich meinem inneren Licht entgegen, was nicht lichtvoll ist? Hält mich meine Trauer, meine Enttäuschung, mein geringes Selbstbewusstsein ab zu strahlen? Warum bin ich nicht so strahlend wie andere? Habe ich früher nicht leuchtender gestrahlt?»

In dieser Affirmation geht es gar nicht so sehr um diese Helligkeit der Strahlkraft, sondern dass uns bewusst wird, dass diese Strahlkraft in unserem Inneren entsteht. Der Schluss daraus ist, wenn wir an unserem Inneren arbeiten, können wir diese Strahlkraft verändern. Wir können sie auch verlieren, wenn wir uns entsprechend verhalten, wenn wir Entscheidungen treffen, die nicht unserem wahren Selbst entsprechen, oder uns chronisch überfordern, dann werden unsere Augen stumpf, oder wenn wir das uns Anvertraute missbrauchen, mit dem, was uns an Talenten anvertraut wurde, nicht in der rechten Art und Weise umgehen.

Wenn wir also unsere Strahlkraft wenig oder gar nicht spüren, ist dies für uns eine wichtige Information, weil wir doch alle strahlen wollen. Wir kennen kaum Menschen, die nicht strahlen wollen, und strahlend sein wollen, weil das Strahlen natürlich andere Menschen anzieht. Das spürt jeder von uns. Und wenn wir eben nicht strahlen, wenn wir unser eigenes Strahlen nicht spüren, dann gilt es auch zu erkennen: «Wo gibt es Enttäuschung in mir? Wo erlebte ich Unterdrückung in meinem Leben? Gab es Unterdrückung in meiner Kindheit, die mein Strahlen verhindert? In welchen Aspekten bin ich nicht in Verbindung? Wo stehen nach wie vor Barrieren in mir, die ich noch nicht durchdrungen habe? Warum überfordere ich mich andauernd? Wozu setze ich mich einem so ungeheuren Druck aus, der bis an meine letzten Kraftreserven geht?»

Legen wir doch für uns fest: «*Ich will strahlen. Ich will an meiner Strahlkraft arbeiten. Ich fühle dass ich selbst für meine Strahlkraft verantwortlich bin. Ich fühle dass ich mit meiner Strahlkraft einen Raum erschaffen kann, der für mich und andere lehrreich, hilfreich, heilsam, wohltuend sein kann. Ich will mein Sein, mein Wesen erkennen und an all diesen Aspekten arbeiten die meine Strahlkraft vermindern.*»

Unsere Strahlkraft hängt natürlich mit dem Licht zusammen, mit unserem inneren Licht. Und dies ist die Verbindung zur nächsten Affirmation: «*Ich will strahlen. Ich habe viel Licht in mir.*»

In diesem Zusammenhang können wir uns die Frage stellen: **«Woher kommt mein inneres Licht? Wovon hängt es ab, ob ich lichtvolle Gedanken habe, lichtvoll mit mir selbst und mit anderen Menschen umgehe, lichtvolle Entscheidungen treffe, im Licht meines Wesens agiere?»** Licht entsteht in uns, wenn wir für uns und für andere gute Werke tun, wenn wir im Einklang mit unserem offenen, liebevollen Herzen, mit unserer Seele, mit unserem tiefen Lebensauftrag und nach unserer inneren Weisheit agieren, Entscheidungen treffen und auf diese Art und Weise auch kommunizieren. Wenn wir unser Licht mit dem Sonnenlicht vergleichen, so erzeugt Sonnenlicht Helligkeit, Wärme, Klarheit, Wachstum. Wir sollen durch unser Licht in unserem Leben in die Helligkeit, in die Klarheit geführt werden. Das Licht soll unsere dunklen Stellen erhellen und überall in uns Heilung entstehen lassen an all den Stellen, wo Heilung benötigt wird.

Unser Licht soll uns zu innerem Wachstum verhelfen. Und so können wir uns wieder fragen: «Wie bin ich? Ist das, was ich tue, lichtvoll? Ist mein Licht erhellend für mich und andere? Wird mir, wenn ich lichtvolle Gedanken habe, lichtvolle Erkenntnis zuteil? Spüre ich, wie mich mein inneres Licht emporhebt und meine Frequenz erhöht, und meine innere Weisheit findet? Ist mein inneres Licht für mich klärend und reinigend? Kann ich dies alles auch fühlen?»

Die Bedeutung der Affirmationen ist auf der einen Seite, Verständnis für bestimmte Aspekte zu erhöhen, jedoch auch die meditative Aufmerksamkeit auf bestimmte Dinge zu lenken, um ein möglichst breites Bild von dieser Affirmation zu bekommen. Es gilt immer wieder nachzuspüren: «Wie fühlt sich das an? Will ich lernen? Will ich nicht lernen? Will ich mich ändern? Will ich mich nicht ändern? Spüre ich meine Strahlkraft? Spüre ich mein Licht?» All dies kann geschehen ohne dass wir uns einen Zwang auferlegen, in diese Auseinandersetzung mit einer solchen Affirmation einzutreten. Es sind ja kurze Sätze, die merken wir uns. Um ganz einfach zu spüren: «Wo besteht eine Blockade in meinem Leben? Wo komme ich nicht weiter? Was hindert mich? Wovon muss ich mich lösen? In welcher Situation bin ich? Wie komme ich heraus?»

Das ist das Entscheidende: «Wie komme ich heraus aus dem wo ich bin, was mich quält, was mich hindert, was mich an meiner Entwicklung hindert? Wie kann ich das, was ich in mir aufgebaut habe an Vorurteil, an Wertung, an Verurteilung und an Schuldzuweisung durchdringen und auflösen? Wie kann ich meinen Schatten, der durch Handlungen und Entscheidungen entstanden ist, erhellen, mir seine Ursachen bewusst machen und mit all diesen Erfahrungen aussöhnen?»

Was ist es denn, was uns so oft stark behindert? Es sind unsere negativen Vorstellungen von uns und anderen und negativen Erwartungshaltungen, die uns chronisch überfordern, oder Druck ausüben und Spannung, denen wir nicht gewachsen sind. Wir leiden generell unter Erwartungshaltungen, die sich nicht erfüllen, obwohl wir es uns manchmal so sehr wünschen. Anstatt zu erkennen, warum sich manches in unserem Leben nicht erfüllt, werden wir traurig oder zornig. Solche Haltungen stellen ganz außerordentliche Krafträuber dar: «*Das geht wieder schlecht aus. Das wird sowieso wieder nicht funktionieren. Das habe ich ja noch nie zusammengebracht. Das weiß ich nicht. Das kann ich mir nicht vorstellen. Das kann ja gar nicht funktionieren. Das muss unbedingt sein. Ich muss das erreichen, obwohl es über meine Kräfte geht.*» Wenn wir diese Erwartungshaltung haben, können wir das fast nicht balancieren in uns. Das ist dann unsere Grundhaltung. Es ist das, was wir glauben über unser eigenes Leben, wovon wir überzeugt sind. Das ist das Programm nach dem wir funktionieren. Da können wir nicht gewinnen. Stellen wir uns vor was alles sein kann, was alles in unserem Leben passieren kann, und was alles furchtbar und schrecklich sein könnte: Das drückt unsere Energie so weit hinunter, dass wir nicht in der Lage sind, kohärent und phantasievoll und gelassen und mutig Struktur in uns aufzubauen, Lösungsorientierung zu leben und kraftvoll und optimistisch uns in unserem Leben begegnen.

ERWARTUNGSHALTUNGEN

Woher kommen denn negative Erwartungshaltungen? Wir können sie erstens von unseren Eltern übernommen haben. Sind nun beide oder zumindest ein Elternteil mutlos, enttäuscht, zweifelnd, lebensmüde, zerstörerisch, so können wir in unserer Kindheit solche Haltungen übernehmen. Das heißt, wir übernehmen energetisch durch das enge Zusammenleben mit den Eltern bestimmte Wesenszüge, die sie tragen. Dies ist eine Frage der Prägung, die wir in dieses Leben gebracht haben, und auch eine Frage des Familienkarmas, dessen Lösung und Heilung wir uns als einen Teil unserer Lebensaufgabe vorgenommen haben. Wenn wir jedoch zweitens oft genug selbst verloren, unser Ziel nicht erreicht haben oder sehr enttäuscht wurden, dann speichern sich solche Erfahrungen in unserem gesamten Wesen, und natürlich auch in unserem Körper ab. Es werden solche Haltungen zu Mustern, nach denen wir leben und die unser Leben programmatisch wesentlich beeinflussen. Auch Erwartungshaltungen, die wir uns selbst gegenüber besitzen, dass wir perfekt sein müssen, dass wir Leistungen erbringen müssen, und dass Leistung das Wichtigste in unserem Leben ist, weil wir glauben dadurch geliebt zu werden, setzen uns oft so unter Druck, dass unsere gesamte Lebensenergie oder zumindest große Teile unserer Lebensenergie durch die Erfüllung solcher Muster absorbiert sind. Eine Möglichkeit uns ein solches Leistungsniveau abzuverlangen kann darin bestehen, dass wir uns als ungeliebtes Kind fühlen. Dieses nicht Geliebtsein führt im Betroffenen zum Gefühl der Wertlosigkeit, das nach eigenen Vorstellungen nur durch erhöhte Leistungen kompensiert werden kann.

Wenn wir uns gegenüber eine Erwartungshaltung besitzen, so basiert diese eben häufig auf dem Gefühl: «*Ich bin nicht gut genug. Ich will jemand anderer sein. Ich möchte so sein wie der oder die. Ich möchte so aussehen wie die. Ich möchte geliebt werden, fühle mich jedoch nicht geliebt und will mir diese Liebe mit all meinen Möglichkeiten schaffen.*» Diese Erwartungshaltungen, die wir uns gegenüber haben, zeichnen ein klares Bild von unserem Wesen, zumindest in bestimmten Aspekten. So können uns Prägungen in der Kindheit oft unser ganzes Leben lang dominieren.

Wenn wir jedoch an unseren Haltungen, an unseren Fähigkeiten und Talenten, an all dem was uns gegeben wurde, damit wir den Herausforderungen unseres Lebens begegnen können, arbeiten, so werden wir schließlich zu einer solchen Änderung unseres Wesens kommen, die uns ein glückliches, freudvolles, liebevolles und auch erfolgreiches Leben ermöglicht. Es muss uns jedoch unser eigenes Psychogramm bewusst, verständlich und einleuchtend sein. Wir müssen erkennen, warum wir so sind, wie wir sind, warum wir auf bestimmte Erlebnisse auf besonders emotionale Art reagieren. Erst wenn uns die energetischen Zusammenhänge in uns bewusst werden, können wir das Notwendige an uns heilen. Ja, das ist fordernde Arbeit an uns, die Konsequenz und Disziplin erfordert. Erst wenn wir zu einer Stufe gelangen, in der wir die Früchte unserer Entwicklung durch Erhöhung unserer Lebensfreude zu fühlen beginnen, werden uns die weiteren Schritte leicht fallen.

Wir werden dann verstehen, dass ein Erfolg in unserem Leben, auf welcher Ebene er immer geschieht, dadurch entstanden ist, dass wir die VORAUSSETZUNG für einen Erfolg, zum Beispiel der Heilung eines Musters, der Heilung eines Traumas in uns, erfüllt haben. Wir haben die Ursachen in uns für ein glückliches, friedvolles, erfülltes Leben erschaffen, und ein solches entsteht aus unserem geänderten Wesen heraus. Wir haben nicht nur darauf gewartet, sondern wir haben an seiner Realisierung gearbeitet und Schritt für Schritt Änderung in uns geschaffen. Eine Erwartungshaltung beschäftigt sich jedoch lediglich mit der Wirkung. Wir wollen das haben, wir wollen diese und jene Fähigkeit oder Fertigkeit haben, wir wollen Reichtum besitzen, wir wollen äußere Schönheit besitzen, ohne dass wir oft die Voraussetzungen in uns selbst kreieren. Die Erkenntnis des eigenen Wesens, das tiefe Eindringen in sich selbst, das wertfreie, neutrale Betrachten und auch der unbedingte Wille, auszusteigen aus unseren Prägungen und Heilschritte an uns selbst zu gestalten sind solche Haltungen, die uns in die Freude führen.

WIR SIND DAS ZENTRUM

> ► Was uns Kraft gibt, liegt in uns.
> ► Was uns Kraft kostet, liegt in uns.
> ► Beides liegt in unserer Prägung, die wir entweder auf den Augenblick richten oder auf die Vergangenheit oder Zukunft projizieren.
> ► Die Erfahrungen prägen die Muster unserer Gedanken.
> ► Die Erlebnisse lösen unsere Emotionen aus.
> ► Beides prägt unseren physischen Körper.

Abbildung 10: **Auf mich kommt es an**

Wir selbst sind das Zentrum in unserem Leben. Das was uns Kraft gibt, liegt in uns. Was uns Kraft kostet liegt in uns. Wir können niemand anderen dafür verantwortlich machen, wenn wir kraftlos sind, wenn wir keinen Erfolg haben, wenn wir verlieren. Wir können niemanden beschuldigen, für unsere Lebenssituation verantwortlich zu sein. Wir sollen verstehen, dass das Leben unser eigenes Wesen spiegelt, dass wir mit dem, was wir in unserem Leben erleben, zutiefst verbunden sind. Die Erlebnisse und die Erfahrungen unseres Lebens fordern uns entweder auf, diese Art zu leben fortzusetzen, weil wir im Fluss sind, oder wenn wir Blockaden, Stillstand fühlen, uns zu ändern. Es gilt, kraftspendende Aspekte zu verstärken, kraftfordernde Aspekte entsprechend zu vermindern oder überhaupt aus unserem Leben herauszulösen. Das heißt: «*Ich bin eigenbestimmt. Ich bin nicht fremdbestimmt.*» Es gibt kein Schicksal, das vorgegeben ist, und das wir zu erfüllen haben, sondern es hängt von uns ab, was wir aus den Bedingungen, in die wir hineingeboren sind, machen. Die Situation, in die wir hineingeboren sind, entspricht nicht einem Zufall, sondern genügt einem großen, sinnvollen Zusammenhang. Die Herausforderungen, die wir erleben, sind Prüfungen, an denen wir wachsen und reifen und die damit zu tun haben, was wir – unsere Seele – sich für dieses Leben vorgenommen hat zu erleben und zu heilen.

Vieles was uns Kraft kostet, liegt in der Vergangenheit, ist als Anlage in uns abgespeichert und wird im Augenblick nochmals erlebt, gefühlt und ist zur Heilung vorbereitet oder wird in die Zukunft projiziert. Was uns Kraft kostet ist üblicherweise vergangen: in der Kindheit, in den Erfahrungen früherer Leben. Sehen wir die Zeit nicht als etwas Lineares an, sondern als Kontinuum, so verliert «früher» natürlich an Bedeutung. Wann es geschehen ist, ist eigentlich unerheblich, solange es in unserem Energiekörper noch abgespeichert ist, ist es energetisch wirksam. Die Energie ist außerhalb von Raum und Zeit. Wir müssen nur unser tiefes Wissen, das wir haben, umsetzen. Wann unsere Erfahrungen geschehen sind, ist eigentlich unerheblich. Entscheidend ist ob die Abspeicherung nach wie vor in uns präsent ist, und das merken wir daran, dass manches uns noch immer weh tut, also nicht geheilt ist, wir noch immer enttäuscht oder traurig in bestimmten Situationen werden. Es fühlt sich so an, als ob es gerade geschehen wäre. Wenn wir die Emotion noch immer spüren, so ist die Ursache für die Emotion noch in uns abgespeichert, unabhängig davon, wann sich die Ursache für diese Emotion ereignet hat. Jetzt tut es uns weh, jetzt können oder sollten wir es lösen, denn die Ursachen für Emotionen lösen sich nicht von selbst, wie sich auch die Emotionen nicht von selbst heilen. Sie sollen betrachtet und angesprochen werden, sie sollen erkannt werden und ausgeglichen: «*Ich will vergeben. Ich will um Vergebung bitten. Ich will mich aussöhnen auf allen Ebenen.*» Das ist Heilung. Werden solche Ursachen aus der Vergangenheit nicht gelöst, so formen sich solche Erfahrungen in Muster um. Diese Muster prägen unsere Gedanken, unsere Gefühle und Emotionen. Diese Muster formen und beeinflussen unseren physischen Körper und können uns krank machen.

Was wir erfahren haben, prägt uns. Wenn etwas häufig in identer Art und Weise geschieht, dann erwarten wir, dass es beim nächsten Mal wieder genauso abläuft. Diese Erwartungshaltung wird zum Muster. Das ist vollkommen logisch. Die erlebten schmerzhaften Erfahrungen, also die Themen formen in uns eine Abspeicherung, die uns für die Zukunft prägt. Diese Prägung wird durch entsprechende Bahnung so abgespeichert, dass Dominanz entsteht. Wenn das, was geschah, mit Schmerz verbunden war, so löst das erneute Erlebnis eben diese Emotion aus, und sie wird erneut abgespeichert und bleibt als Erwartungshaltung zurück. Erlebnis und Emotion formen Gedächtnis und prägen unser Wesen und eben auch unseren physischen Körper. Und der Körper speichert als Erinnerung beides, die auslösende Erfahrung und die dadurch ausgelöste erlebte Emotion, und spiegelt sie uns. Und er erinnert uns körperlich an das in ihm abgespeicherte Muster, damit wir uns mit diesem Trauma auseinandersetzen sollen. An der Entstehung von Traumata an anderen können wir durchaus auch selbst beteiligt sein, daher gilt es auch, dafür Verantwortung zu übernehmen und unseren Teil am Entstehen so mancher Situation zu erkennen. Oft nehmen wir den großen Zusammenhang nicht wahr: **«Warum konnte ich die Entstehung einer Situation nicht verhindern? Warum habe ich nicht gerecht, liebevoll, lösungsbereit reagiert? Warum konnte ich Manches nicht vollenden? Warum ist mir das eine oder andere nicht gelungen? Warum habe ich so und nicht** anders reagiert? Warum konnte ich meine Emotionen nicht zügeln? Warum habe ich den Zusammenhang nicht durchschaut?» Wie notwendig ist es, uns aus all diesen Mustern, seien es Gedanken oder Emotionen, seien die Muster physisch oder psychisch, die uns oft so viel Kraft kosten, herauszulösen. Gehen wir in die Erfahrung! Bleiben wir nicht stecken! Verharren wir nicht im Schmerz, dass etwas nicht so ausgegangen ist, wie wir es uns vorgestellt oder gewünscht hätten! Akzeptieren wir auch, dass wir nicht an allem direkt beteiligt sind, sondern dass wir auch einen Teil des Schmerzes von Mutter Erde und einen Teil des Schmerzes, der auf diesem Planeten inhärent ist, tragen, selbst miterleben und mitfühlen müssen. Es ist nicht alles mit uns direkt verbunden, sondern wir besitzen auch für den Planeten Verantwortung zur Entwicklung.

BEFREIUNG

- ▶ Die Auslöschung, das völlige Verschwindenlassen unserer Beziehung zu Aspekten unserer Vergangenheit kann nur in Liebe und Dankbarkeit geklärt werden.
- ▶ Unsere Vergangenheit ist uns größtenteils unbewusst.
- ▶ In meditativer Haltung können wir sie erkennen und deuten.
- ▶ Sind Abspeicherungen in uns nicht völlig gelöst und geheilt, so wird uns der verbliebene Rest über Trigger bewusst gemacht.
- ▶ Die Versöhnung mit der Erfahrung muss restlos erfolgen.
- ▶ Die Komplettheit des energetischen Verschwindens wird hier Auslöschung genannt.

Abbildung 11: **Ich befreie mich**

Kommen wir auf dieses endgültige Lösen, auf dieses sich selbst Befreien. Es steht Auslöschung geschrieben, weil Auslöschung so ein markantes Wort ist, das wir üblicherweise in unserem Sprachgebrauch gar nicht verwenden. «*Ich lösche etwas. Ich lösche etwas aus. Ich lösche es aus meinem Gedächtnis. Ich löse mich völlig aus dieser Erfahrung.*» Das tun wir zum Beispiel manches Mal, wenn wir den Computer verwenden. Im Computer löschen wir etwas. Damit ist es nicht mehr abgespeichert. Dafür muss die Information auch auf der Festplatte gelöscht werden. Der Computer ist ja manches Mal ein gutes Paradigma dafür, wie wir funktionieren, das heißt, es ist natürlich umgekehrt. Der Computer ist ein kleines Abbild von dem, wie wir in Wirklichkeit funktionieren. Er kann um so viel weniger, gemessen daran, was wir können. Er hat zwar eine große abrufbare Datenmenge zur Verfügung, jedoch kein Bewusstsein, keinen freien Willen, kein Gefühl, keine Seele. Weil viele von uns ihn täglich verwenden, ist er uns so vertraut, und deswegen können wir uns manche Funktionen des Computers bewusst machen, und davon für uns selbst bestimmte Erkenntnisse gewinnen. Dazu gehört das Löschen, dieses wirkliche Ungeschehen machen von Informationen, von denen wir uns trennen wollen.

Ich nenne ein konkretes, virtuelles Beispiel: Nehmen wir an, es existiert eine weibliche Ahnenreihe: eine Patientin, deren Mutter, die Großmutter, die Urgroßmutter, und so weiter. Diese Familie hat eine familiäre Belastung für Brustkrebs. Diese Belastung basiert auf einer Mutation des Brustkrebsschutzgens. Auch diese Mutation kann oder muss eine Ursache besitzen, häufig ein Trauma, das die Mutation auslöste. Nun kann es gelingen, dieses ursprüngliche Trauma rückverfolgen zu können. In Meditation kann die jetzt betroffene Frau, die dieses Trauma und die damit verbundene Emotion noch in sich trägt, manchmal die Art des Traumas noch erkennen.

Manches Mal hängt dieses Trauma mit der Unterdrückung des Weiblichen in ihr zusammen. Eine massive Unterdrückung, ohne Recht auf eigene Entscheidungen, ohne Wunscherfüllung, und die Trauer und Enttäuschung darüber führten dazu, dass sich dieses Trauma verankerte. Das Trauma und die damit verbundene so schmerzhafte Emotion hat sich genetisch manifestiert, weitervererbt über die verschiedenen Zeitabschnitte bis jetzt, in diesen Augenblick. Sie trägt dann die Anlage durch das mutierte Gen in sich.

Visionär gesagt könnte diese Vererbung auch wieder gelöscht werden: epigenetisch. Auch damals ist die Mutation epigenetisch entstanden, und dann ganz normal weiter vererbt worden.

Wenn Trauma und Reaktion darauf erkannt wird, so kann in der Betroffenen auch der Wunsch entstehen zu sagen: *«Ich habe das vererbt bekommen. Ich sende mein Mitgefühl in die Seele meiner Urgroßmutter und aller Betroffenen und auch zu mir. Ich nehme wahr, was selbst in mir von weiblicher, vielleicht sogar akzeptierter Unterdrückung noch lebt. Ich erkenne, ob ich dieses Muster noch lebe. Ich will dieses Muster an mir löschen. Ich will, dass meine Kinder, meine Enkelkinder, meine Urenkel nicht auch daran erkranken.»* Sehr bewusste Frauen könnten in sich festlegen: *«Ich verstehe das. Ich weiß. Ich verstehe ganz genau, wie das passiert ist, und lasse Heilung an mir geschehen. Ich weiß, dass das was ich vorhabe, nicht dem Stand der Wissenschaft entspricht. Ich will diesen Schritt, diese Entwicklung trotzdem an mir geschehen lassen. Ich fühle, dass dies der einzige Weg ist, der mich von der Mutation heilen kann. Genauso wie die Epigenetik eine Mutation erzeugt, genauso müsste auch die Heilung geschehen können. In mir ist eine Mutation entstanden, in mir kann die Mutation auch geheilt werden, wenn ich meinen Fokus darauf richte.»* Zellen haben ausreichend Enzyme, um dieses Stück der Mutation herausschneiden und ersetzen zu können.

Einen solchen Schritt setzen zu können ist sicher nur ganz besonderen energetisch versierten und begabten Menschen vorbehalten. Es gibt auch keinen Beweis dafür, dass eine solche Heilung tatsächlich geschehen ist. Trotzdem muss gesagt werden dass nicht alle Patientinnen, die dieses mutierte Gen tragen, auch tatsächlich erkranken. Etwa zehn Prozent erkranken trotz der Mutation nicht. Welche Erklärung kann uns dafür gegeben werden? Durch einen solchen erfolgreichen Schritt geschieht ein guter Dienst an der weiblichen Ahnenreihe, mit der wir uns auf die eine oder andere Weise verbunden fühlen.

DIE AHNENREIHE

Wir alle haben wunderbare Aspekte von unserer Familie geerbt, und eben auch andere, die unsere Ahnen zwar erlebten, aber in diesem Leben nicht heilen konnten. Die ungeheilten Aspekte, die in einer Familie abgespeichert sind, bleiben nun derjenigen vorbehalten, die sich berufen fühlt, diese Heilung für sich, für die Ahnenreihe und auch für die Zukunft an sich selbst zu gestalten. Sie kann auch von ärztlicher Seite nicht empfohlen werden, weil eine solche Heilung der Ahnenreihe eine Herausforderung ist, die nicht unbedingt gelingen muss. Sie ist Vision. Zentral ist es jedoch, die Absicht dafür zu besitzen, den Mut zu haben und die Aufmerksamkeit auf Heilung zu richten: *«Das tue ich, weil ich damit für meine Ahnen etwas Gutes tue, und nicht nur für sie, sondern auch für meine Kinder und Enkelkinder. Vielleicht gelingt es damit anderen Betroffenen, sich leichter, erfolgreich von einer solchen Situation zu befreien.»* Vielleicht wird dadurch Aspekten wie Unterdrückung, Demütigung, Machtausübung, Gewaltanwendung Energie entzogen. Wir dürfen ja nicht vergessen: Das, was wir an Heilung in unserer eigenen Familie durchführen, tun wir für uns und auch für die Menschen dieser Welt. Individuell und global sind nicht getrennte Bereiche, sondern beeinflussen einander auf vielfältige Weise.

Einstein hat einmal gesagt, dass alles was man sich vorstellen kann, auch eintreten kann. Es kommt darauf an, wieviel Vertrauen, Mut, Phantasie, wieviel Kraft wir in ein solches Thema investieren, wieviel Aufmerksamkeit wir einem solchen Projekt widmen, wie weit wir in der Entwicklung unseres Bewusstseins gelangt sind, dass wir auch visionäre Aspekte zumindest einmal als Möglichkeit erfassen und konsequent verfolgen. Wir können auch verstehen, dass es sehr viel Verwundung an dieser Urgroßmutter erfordert hat, bis sich das Genom definitiv geändert hat, bis diese Mutation geschehen ist. Daher wird der energetische Aufwand, den man zur Heilung eines solchen Musters braucht, wahrscheinlich auch dementsprechend umfassend sein. Und doch steht die Basis der Vision: Alles hat seine Ursache, und diese Ursache hat eine Wirkung. Und dass letztendlich die Wirkung geheilt wird, wenn wir die Ursache heilen.

Meditation: Befreiung, Auslöschung

Schließen wir die Augen und richten wir unsere Aufmerksamkeit auf uns: «In welchem Bereich meines Wesens fühle ich ein abgespeichertes Trauma? Welche Erinnerung wirkt in mir, obwohl ich mir schon so oft gedacht habe, dass an mir schon Heilung geschehen ist? Warum kommt eine bestimmte Emotion immer und immer wieder hoch? Warum wirkt so mancher Trigger in mir so stark nach, dass ich an der dadurch ausgelösten Emotion oft tagelang leide? Was will ich in mir gelöst wissen? Was will ich an mir lösen? Wovon will ich mich befreien? Welche Programme sind in mir, die ich löschen muss? Gibt es ein Programm des Unwertes meines Wesens, ein Programm, dass ich in Opferhaltung bin, sodass ich mich selbst nicht lieben, achten und ehren kann?» All das sind Programme. Wie schon gesagt entstehen solche Programme aus Erfahrungen in der Vergangenheit. Die Wiederholung dieser Erfahrungen führt zu einem Muster und schließlich zu einem Programm, dem wir gehorchen müssen, und dem wir so lange gehorchen, bis wir dieses Programm aus uns gelöscht haben. Und so lange es nicht gelöscht ist, kann dieses Programm energetisch in die nächste und übernächste Generation weitergetragen werden.

Spüren wir in uns hinein. Fühlen wir, sind wir entspannt, verwenden wir dafür keine Kraft. Das leichte und sanfte Einschwingen in Bereiche die in uns sind, lässt uns erkennen, dass diese abgespeicherten Energien subtil sind, die sich nicht mit Kraft lösen lassen, sondern nur mit Absicht und Dankbarkeit in Verbindung und Selbstliebe. Lassen wir nur vorübergehend zu, dass aufkommende Gedanken uns von unserem Vorhaben ablenken. Geben wir ihnen einen Augenblick Raum, und dann lassen wir sie gehen. Es sind nur Gedanken.

Spüren wir einmal den Aspekt Wertung: **«Wie oft bewerte ich? Wie oft nenne ich und bezeichne ich etwas als gut oder schlecht? Warum versuche ich subjektiv zu bewerten? Warum lasse ich Aspekte nicht auf mich wirken, und spüre nur, was sie in mir auslösen, ohne sie zu bewerten?»** Befreien wir uns aus der Bewertung, aus der Beurteilung. Tun wir es, so erweisen wir uns einen ganz enormen Dienst. Wir beziehen dann nicht mehr Stellung, wir bewerten und beurteilen nicht, sondern wir lassen eine Situation auf uns wirken und unterscheiden: *«Ja, da schwinge ich mit.»* Oder *«Nein, das ist nicht meines. Ich weiß nicht, warum dieser andere Mensch so ist, aber ich will nicht so leben, so entscheiden, mich so verhalten.»* Spüren wir, welches Gefühl es auslöst in uns, anderen Menschen ihre Freiheit zu lassen, sie nicht abzustempeln und auch nicht Wesenszüge von ihnen als gut oder als böse zu beurteilen. Sagen wir: *«Du gehst durch Deine Erfahrung. Du musst Verantwortung übernehmen. Wenn Du mich brauchst, halte ich einen Raum für Dich, und Energie, ich werde zu manchem Stellung nehmen, wenn Du mich danach fragst. Jedoch wirst Du einen Grund für Dein Verhalten haben aus Deinem Vorleben oder aus Deinem Leben kommend, warum Du durch eine* *bestimmte Erfahrung gehen musst, die Du wieder spüren musst, damit es Dir zu Bewusstsein kommt. Es ist Deine Erfahrung und nicht meine. Es sind Deine Erfahrungen, die entstanden sind aus Deiner Geschichte, aus Deiner Seelengeschichte. Ich habe sie nicht zu bewerten.»* Gehen wir doch aus dem «Das ist so» heraus und hinein in das: *«Ich empfinde. Ich fühle. Für mich stellt sich das so dar. Ich gebe Raum für andere Meinungen, anderes Verhalten.»* Damit gehen wir aus dem absoluten «objektiven?» Beurteilungsmodus in einen relativen, subjektiven Empfindungsmodus. Und dies ist ein großer Unterschied. Spüren wir diesen Unterschied. Fühlen wir wie wir mitschwingen und empfinden können, ohne etwas abzustempeln. Wir können doch viele Situationen nicht beurteilen, deshalb sollten wir sie auch nicht bewerten, weil wir den großen Zusammenhang nicht wissen, weil wir nicht wissen, wie bestimmte Aspekte in anderen Menschen oder in uns entstanden sind, welche Geschichte ein Mensch hat, oder durch welche Erfahrungen eine Seele den Betreffenden schickt. Wir wissen es auch nicht im letzten Detail von uns selbst, doch können wir uns Zugang verschaffen: *«Ich will Klarheit in mir spüren. Ich will mich öffnen in Ehrlichkeit all dem, was in mir abgespeichert ist. Ich will mich kennenlernen und ich will mich von all dem befreien, wovon ich merke dass es nicht meines ist. Ich will mich von allem befreien, wovon ich spüre, dass ich getrieben bin oder angespornt oder verführt. Ich will mit dieser Haltung in Klarheit verbunden sein.»*

Wenn wir bei diesem Beispiel der Wertung in uns selbst bleiben, lassen wir dieses Gefühl der Wertung aus uns fließen. Lösen wir uns aus der scheinbar von uns geglaubten Notwendigkeit der Wertung hin zu einer neutralen Beobachtung, zu einer liebevollen Betrachtung, zu einem klaren, einfachen Wahrnehmen. Spüren wir, dass wir auf eine solche Art und Weise unsere Lebensprobleme lösen können, eines nach dem anderen. Wenn wir uns befreit haben, können wir spüren, dass Befreiung und

Lösen eine Kraft in uns erzeugt, eine Kraft der Befreiung, die sich durch unser ganzes Wesen ausbreitet. Wir können uns in diesem Loslösen aus der Wertung mit uns selbst und mit anderen Menschen auf tiefe Weise versöhnen. Wertung loslassen, Bewertung in uns löschen heißt auch in den Frieden kommen, mit sich und mit anderen. Sich aus der Beurteilung lösen heißt auch, tiefes Verständnis für sich und andere zu besitzen. Wenn wir die Geschichte anderer Menschen kennen, dann werden wir auch verstehen warum sie so sind, wie sie sind. Wie soll jemand Liebe schenken, der selbst niemals Liebe empfangen hat? Wie soll jemand zärtlich sein, der nicht Zärtlichkeit gespürt hat? Erst wenn wir uns mit dem Nichtempfangen, mit dem Nicht bekommen haben aussöhnen, wenn wir es eben nicht bewerten, dass wir manches nicht erhalten haben, sondern im Rahmen eines Bewusstwerdungsprozesses das, was uns in unserem Leben bisher verwehrt war, uns selbst geben, uns selbst lieben, und selbst zu uns zärtlich sind, werden wir innerlich frei. Dann werden wir auf den anderen zugehen können um Liebe zu schenken und Zärtlichkeit, und werden sagen können: «*Ich gebe Dir das, was Du mir nicht geben konntest, und ich bin ausgesöhnt mit Dir.*» Stellen wir uns hin und wieder vor, ein paar Schritte in den Schuhen anderer Menschen zu gehen, zu spüren wie es anderen in ihrer Lebenssituation geht, wie sie in ihrer Lebenssituation gehen. Tun wir es jetzt. Versetzen wir uns in die Lage von anderen, mit denen wir vielleicht nicht gleich schwingen, und erkennen wir die Lebensumstände anderer, und trachten wir zu spüren: «**Warum bist Du so wie Du bist? Was hast Du bisher in Deinem Leben erlebt, was Dich geprägt hat? Was hast Du mir erzählt von Dir?**» Und dann werden wir uns vielleicht erinnern, dass uns der andere erzählt hat, dass er zum Beispiel unehelich geboren war, und am Land aufgewachsen ist, in einem Dorf, und was er erleiden musste an Zurückweisung und an Verspottung, dass er sich aus diesem Makel bis heute nicht gelöst hat, und dass sich all dies so tief in den Emotionalkörper eingegraben hat.

Und wir werden dem anderen vielleicht die Hand geben und sagen: *«Komm, ich gehe mit Dir ein Stück und halte Dir den Raum, dass Du diese Erfahrung an Dir heilen kannst.»*

Ende Meditation

HEILUNGSTECHNIKEN

Oft tragen wir bestimmte emotionale Belastungen viele Jahre, wenn nicht Jahrzehnte oder sogar viele Leben mit uns, weil wir nicht das Bewusstsein und nicht die Kenntnis besitzen, uns endgültig von bestimmten Erlebnissen, von bestimmten Erfahrungen zu befreien. Wir wissen dabei oft nicht, wie wir solche Schritte gehen können, und glauben, uns aus unserer Vergangenheit nicht befreien zu können.

- ► Ungeschehen machen
- ► Aussteigen
- ► Auslöschen
- ► Verschwinden lassen

- ► Sich durchbewegen
- ► Sich völlig befreien
- ► Sich erlösen
- ► Heraustreten

Wir können völlig gezielte, bewusste Akte in unserem Energiesystem vornehmen, die uns aus unserer Vergangenheit befreien, in Liebe, Selbstachtung und voller Schöpferkraft.

Abbildung 12: Heilsame Techniken zur inneren Lösung von Erfahrungen

---

Auf Abbildung 12 werden Prozesse oder Entwicklungen beschrieben, die Endgültigkeit versinnbildlichen. Wir können uns bewusst sein, dass in uns allen vom Prinzip her volle Schöpferkraft vorhanden ist. Diese Schöpferkraft ist ein Geburtsrecht. Es ist ein Recht, das wir deshalb bekommen haben, und das den Menschen von allen anderen Individuen auszeichnet. Wir besitzen die Möglichkeit des Erschaffens und Entscheidens, und durch diese Schaffenskraft in uns können wir das erzeugen, was uns entspricht. Diese Schöpferkraft verwenden wir bewusst oder unbewusst kontinuierlich. Wir setzen um, wir entscheiden, wir tun etwas, es geschieht etwas durch uns, und dies kontinuierlich. Je gezielter wir diese Schöpferkraft einsetzen, nicht nur bezüglich des Vorganges, sondern auch bezüglich der gefühlsmäßigen Begleitung dieses Vorganges, je liebevoller wir bestimmte Entscheidungen treffen, je dankbarer wir mit uns umgehen, umso eher können wir uns mit dem, was wir tun, auch tatsächlich identifizieren.

Das Einsetzen unserer bewussten Schaffenskraft in dem gerade besprochenen Zusammenhang erfordert unseren Willen, unseren tiefen Wunsch etwas in uns zu ändern, unsere absolute Bereitschaft uns aus einer belastenden inneren und äußeren Situation zu lösen, uns ein großes Bild über das tatsächliche Problem zu machen, und dann diesen Akt der endgültigen Entscheidung an uns zu setzen.

Natürlich ist eine unbedingte Zuwendung zu uns und klarer Wille in uns selbst erforderlich, zum Beispiel etwas ungeschehen zu machen: ungeschehen zu machen, dass uns unsere Mutter Zeit unseres Lebens nicht in die Arme genommen hat. Damit ist nun nicht gemeint, dass wir dies vergessen, dass wir es negieren, dass wir es vor uns verstecken, sondern es ist gemeint, unseren Energiekörper so zu beeinflussen, dass wir diese Erfahrung aus unserem Energiekörper, aus unserer Vergangenheit, aus unserem Emotionalkörper völlig lösen, als ob es nicht geschehen wäre. Bleiben wir auch nur zu einem gewissen Grad in der Vergangenheit des Nicht geliebt seins hängen, dann wird sich dieses Muster, diese Erinnerung in kurzer Zeit wieder zu voller Stärke «auswachsen».

Diese Unbedingtheit, diese Endgültigkeit ist es, sich 100-prozentig dafür zu entscheiden, sich selbst mit der gesamten Schöpferkraft zu dienen, in die Heilung unserer Vergangenheit einzutreten, die dann letztendlich zum Erfolg führt. Dies ist nicht Theorie. Finden wir die Dinge in unserem Leben, die Heilung benötigen, und gehen wir diese Heilung an. Suchen wir keine Ausflüchte, Ausreden, Erklärungen, bleiben wir nicht in diesem Netz unserer alten Verwundungen. Bleiben wir nicht in dieser Enge unseres Lebens, die uns beschwert und belastet und die uns oft bewegungsunfähig macht. Treten wir in Verständnis und Versöhnung aus unseren Erfahrungen heraus. Projizieren wir das, wie wir sind und was wir erlebt haben, nicht auf andere, wie schon öfters betont. Betreiben wir die innere Arbeit in uns aktiv, liebevoll, dankbar und im vollen Bewusstsein unserer Schöpferkraft. Unsere Schöpferkraft ist ein Geschenk der Gnade und birgt in sich die aktive Möglichkeit der Gestaltung unseres Lebens. Es ist doch dieses Wunderbare, dass wir die Fähigkeit besitzen, aktiv, kreativ in alle Aspekte unseres Wesens einzugreifen, und aus dem Drama des Lebens, das durch uns und unsere Haltungen entsteht, tatsächlich auszusteigen, indem wir uns schöpferisch neu gestalten.

So häufig verhalten wir uns gegenteilig: Wir beschuldigen uns und einander, wir schämen uns vor uns und vor anderen, wir werfen uns und anderen etwas vor, sind aggressiv, erklären, versuchen uns zu verteidigen und zu rechtfertigen, und erwarten von anderen, dass sie unsere Lebensprobleme lösen. Wir geben anderen Macht über uns selbst. Wir liefern uns aus: und all dies führt nicht zur Lösung. All dies sind emotionale Versuche, das Grundproblem in uns selbst zu umschiffen, nicht sehen zu wollen, dass wir an allem, was wir erleben, selbst beteiligt sind. Viele werden vielleicht das Bild erkennen, wenn wir das selbst an uns wirken lassen: «*Du bist schuld. Immer bist Du schuld. An dem ganzen Schlamassel meines Lebens bist Du schuld.»* Das ist Projektion. Wenn wir tatsächlich diese Haltung haben und so leben, so haben wir dem anderen große Macht über uns selbst gegeben: Wir ließen uns beeinflussen. Wir wollten selbst nicht entscheiden. Wir ließen den Dingen ihren Lauf. Wir sind nicht klar und eindeutig für uns und die Erfüllung unserer Interessen, unserer Sehnsüchte, unserer Wünsche eingetreten. Das ist nicht schuldhaft. Das hat zu einem gewissen Zeitpunkt unseres Lebens genau dem entsprochen, wie es in unserem Bewusstsein war. So sagen wir uns doch: «*Ich habe meinen Anteil, Du hast Deinen Anteil. Geh Du dorthin ‹in diese Ecke›, und ich gehe dorthin. Und jeder von uns beiden sucht seinen Anteil, seinen Teil am Entstehen einer bestimmten Situation. Richten wir die Aufmerksamkeit nicht auf den anderen. Du machst das, ich mache das. Wenn wir fertig sind, gibt es eine Mitte. Da können wir uns wieder treffen und können einander von uns selbst erzählen, und es wird wunderbares Verständnis füreinander geben. Wir werden uns im anderen wiedererkennen, in identen Mustern, in Verhaltensweisen, Haltungen.*»

Erst wenn wir unseren Anteil an einer entstandenen schmerzhaften Situation klar wahrnehmen und uns aus diesem Anteil herauslösen, eben endgültig, diesen Anteil an uns löschen, der zu einer schmerzhaften Situation geführt hat, erst dann können wir uns befreien und heil werden. Es sollten uns nur die Zusammenhänge klar werden, die Entstehungsmuster, die Ursachen, die Gründe, die Sinnhaftigkeit. Diese Auseinandersetzung braucht Aufmerksamkeit, Zeit und Mut. Sie ist jedoch für uns selbst lohnend und heilsam und das muss uns bewusst sein. Dies ist der einzig sinnvolle, Erfolg versprechende Weg: **«Soll ich im Leid, in der Enttäuschung oder der Projektion verharren? Möchte ich denn so weiterleben wie bisher? Haben wir denn nicht lange genug verharrt und gehofft, es wird sich all das von selbst lösen? Habe ich nicht lange genug geglaubt, Projektion** und Schuldzuweisung ist ein erfolgversprechender Weg, oder Wegschauen, sich Dareinfinden, Verleugnen. Will ich zusehen wie ich schwächer und immer unglücklicher werde?»

VERBINDUNG UND TRENNUNG

Dieser junge Mann meditiert ins Land, ins Tal hinunter, in die Berge hinauf. Die Sonne scheint, wir sehen, er wirft einen Schatten. Er sucht und findet Verbindung mit der Energie der Ausstrahlung von Bergen, Wolken, dem Himmel, der Sonne. Ist sein Innerstes darauf eingestellt, kann er das, was er sucht, in sich wachrufen, finden. Dann ist er im Stadium der Verbindung.

Was heißt es denn, wirkliche Verbindung mit der Energie der Ausstrahlung von Bergen, Wolken, Himmel und Sonne zu spüren? «Wie muss ich sein? Wie entsteht Verbindung in mir? Wann fühle ich mich, wenn ich in den Wald gehe, glücklich verbunden?» Die Antwort ist: «*Wenn ich befreit bin, wenn ich frei bin und aufnahmebereit, voll von Sehnsucht zu spüren, wahrzunehmen, zu erkennen, in mich aufnehmen zu wollen.*» Das heißt, wir sind dann in einem energetischen Zustand der Verbindung mit dem Außen, wo wir das spüren in uns, was dort ist oder geschieht, was dort vorhanden ist. Es können die wunderbarste Musik von Bach bis Mozart, die herrlichsten Kristalle, die wunderbarsten Blumen, der höchste, heiligste Berg da sein, wenn wir nicht die Freude der Begegnung fühlen, wenn wir in unserem Inneren nicht die tiefe Bereitschaft nach Öffnung, nach Verbundenheit besitzen, kann außen ein Weltwunder vorhanden sein, und wir spüren es nicht. Wir können uns nicht freuen, wir können nicht ergriffen sein, wenn und weil wir nicht aufnahmebereit sind, weil wir innen nicht mitschwingen. Wenn wir nicht in einem Zustand der Verbindung, der Kohärenz, der Einheit sind, so werden wir nicht die Kraft schöpfen können daraus. Kohärenz will heißen

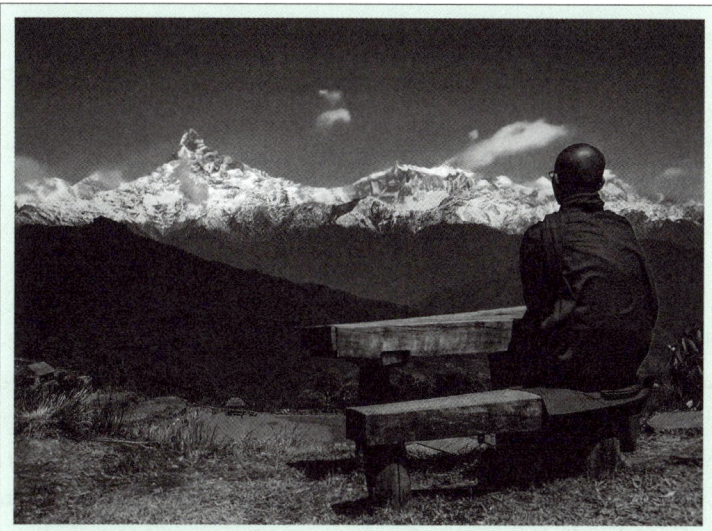

- Befinden wir uns in einem Status der Verbindung, der Kohärenz mit unserem energetischen Umfeld, so werden wir Energiequellen im Außen verwenden können.
- Kraft im Außen und Kraft im Innen stehen über die Resonanz in Verbindung.
- Sind wir emotional – mental getrennt: traurig, ängstlich, arrogant..., so ist dieser Energiefluss unterbrochen.
- Verbindung erlaubt uns Zugang, Information.
- Verbindung setzt voraus: dass gleiche Schwingung herrscht zwischen Innen und Außen.
- Erst dann löst sich Innen und Außen auf und wird EINS.

Abbildung 13: **Verbindung und Trennung**

und bedeuten: Verbundenheit, Zusammenhalt, Zusammenhang.

Was heißt, sich mit dem Berg verbinden? Überlegen wir: «Welche Aspekte verbinde ich mit dem Berg? Ist es die Stärke, das in den Himmel Aufragende? Ist es die Höhe und die Klarheit, die Nähe zur Erhabenheit, zum Geist, zu Gott?» Es sind also Energien, Eigenschaften, Aspekte, die uns zu Bewusstsein kommen, wenn wir uns zum Beispiel mit einem Berg verbinden. Halten wir solche Aspekte wie Stärke, Aufrichtigkeit, Höhe, Klarheit nun in uns, so werden wir in Resonanz damit kommen, wir werden diese Aspekte in uns stärken, und sie werden uns Kraft geben.

Ebenso verhält es sich mit dem Ausblick ins Tal, der Weite, dem Blick von oben, dem Ausblick, sich einen weiten Blick verschaffen. Wenn wir dort stehen und diese Absicht mit der Frage verbinden: «Wie weit steht es denn mit meiner Entwicklung? Wie sehr bemühe ich mich, Weite, Ungezwungenheit, Freiheit, Grenzenlosigkeit zu leben? Achte ich auf den Ausblick auf mein Leben? Ist dies ein zentrales Interesse, mich selbst zu erkennen?» so werden wir Antwort erhalten, indem wir in unser Inneres lauschen und achtsam die Informationen aufnehmen, die aus uns kommen.

Das Gefühl, das nun aufsteigen könnte, wäre: «*Ich bin lösungsorientiert in meinem Leben. Ich will eine Lösung finden. Ich will nicht in dem bleiben wo ich bin, sondern ich will mich ändern. Ich will befreit sein von dem, was mir nicht mehr dient, was mich eng macht. Ich will weit werden und mich lösen, von allem was mich eng macht, von jedem Vorurteil, jeder festgeschriebenen Meinung, jedem Dogma. Ich stelle die Arbeit mit mir in das Zentrum meines Interesses.*»

Die Weite des Blickes, das heißt zum Beispiel das umfassende Erkennen eines Problems, sich das innere Wissen über ein Problem anzueignen, die Ursachen für das Problem wahrzunehmen, lösungsorientiert vorzugehen, um eine Klärung zu finden. Der weite Blick wird immer danach trachten mit der Nachhaltigkeit zu agieren, dass für alle Beteiligten Liebe und Mitgefühl vorhanden ist. Natürlich ist es wichtig, diesen weiten Blick auch auf unsere unteren Ebenen zu richten, diese nicht zu verleugnen, sondern eben zu erkennen woran wir arbeiten müssen, was Heilung benötigt, wo wir nach wie vor im Stadium der Projektion sind oder in der Selbstverleugnung und der mangelnden Selbstverwirklichung.

Sind wir nicht offen für das Schöne, für das Erhabene, für das Liebevolle und Friedvolle, sind wir nicht offen für Dankbarkeit und Demut, so werden wir dies nicht in uns selbst erleben und nicht mit diesen Aspekten im Außen verbunden sein. Was wir nicht in uns tragen, kann also nicht reagieren. Wenn etwas in uns blockiert wird, können wir es nicht von außen aufnehmen, und können es auch nicht in unserem Inneren erleben.

Verbindung setzt also voraus, dass wir in uns Energien offen zur Kommunikation haben. Offen sein meint, mit voller sinnlicher Aufmerksamkeit, mit innerer Anteilnahme die Rose oder den Amethysten zu betrachten, und die Reaktion die beide in unserem Inneren auslösen, spüren und uns daran erfreuen: «*Ich bin offen. Ich will das erleben, ich will es spüren. Ich will spüren wo der Amethyst im Außen den Amethysten in mir findet, wo die Rose im Außen meine Liebe in meinem Herzen zu mir erkennt. Ich lasse mich berühren. Ich lasse mich ergreifen. Ich bin ergriffen. Ich bin berührt.*»

Wenn dies vorhanden ist, werden wir zum Beispiel durch eine schmerzhafte Situation bei anderen in Form von Mitgefühl antworten. Wenn dieses Mitgefühl in uns nicht entwickelt ist, können wir es nicht geben. Deshalb muss alles in uns beginnen, und nicht an anderen, es muss sich in uns entwickeln, wir müssen durch Änderung unseres Wesens gefühlvolle Entwicklung in uns entstehen lassen. Nehmen wir ein Beispiel: Wir werden von anderen übersehen und nicht beachtet. Dann sollten wir uns die Frage über unser eigenes Verhalten anderen gegenüber stellen: «**Wie verhalte ich mich? Bin ich an anderen interessiert? Gehe** ich auf Mitmenschen liebevoll zu? Bin ich wählerisch bezüglich Aussehen und gesellschaftlicher Stellung?» Beantworten wir uns diese und andere relevante Fragen ehrlich, dann können wir Punkte sehen, in denen wir uns ändern sollten. Solche Änderungen beeinflussen unser Wesen und machen uns mitfühlender, liebevoller. Dies ist eine fortlaufende Bewegung, die uns unserer Erfüllung näher und näher bringt.

In der Kohärenz sind das Innen und das Außen verbunden. Dazu müssen wir frei sein, dazu müssen wir dankbar und demütig sein, liebevoll sein und gelöst, gelöst von dem, was uns beschwert. Wir müssen leicht sein, mutig genug uns selbst zu zeigen wie wir sind, uns selbst mit uns konfrontieren, nicht in Strenge und Unbarmherzigkeit, sondern in Sanftmut und Liebe und Ordnung und auch Disziplin. Wir dürfen keine Angst vor Verwundungen haben, keine Angst uns mit unseren Verwundungen zu konfrontieren, denn Angst vor Verwundung haben wir nur so lange, solange die Energie der Verwundung noch in uns sehr präsent ist. Wenn die Energie der Verwundung geheilt und aus uns herausgelöst ist, weil wir sie aus uns herausgelöst haben, so sind wir angstfrei. Solange aber diese Energie nach wie vor in unserem emotionalen Körper ist, haben wir Angst.

Wenn wir Energien von außen, Eindrücke von außen, die wir als Bild bekommen, als Spiegel nicht in uns wachrufen können oder wollen, interesselos oder oberflächlich sind und achtlos mit uns umgehen, dann berauben wir uns einer Energiequelle, die uns nähren kann. Sind wir nicht aufnahmebereit, können wir das nicht wahrnehmen, was draußen ist, und sind nur auf uns allein fokussiert. Wir können uns dann nicht über Eindrücke von außen freuen, werden nicht ergriffen oder gerührt sein, und auch nicht dankbar sein, sondern werden sehr wahrscheinlich immer kraftloser.

DIE INNERE SICHT

Wir alle haben verschiedene Energieebenen. Das Bild des Mannes von vorhin auf einem Berg sitzend, hat den Überblick, den Ausblick symbolisiert.

▶ Gottesnähe
▶ Spirituelle Meisterschaft
▶ Intensives Lernen
▶ Bereitschaft
▶ Desinteresse
▶ Aggression
▶ Selbstvernichtung

Je höher wir aufsteigen,
umso weiter sehen wir.
Je tiefer wir absteigen,
umso begrenzter ist unsere Sicht.

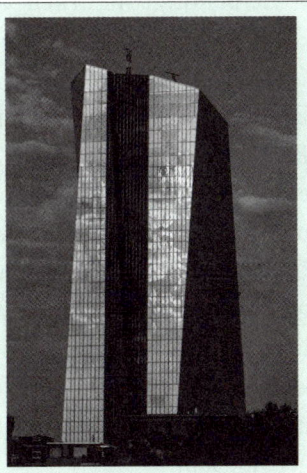

Abbildung 14: **Die Ebenen unserer Energie**

Das Bild dieses Hochhauses ist vergleichbar mit verschiedenen Energieebenen. Je höher wir schwingen, je höher wir die Frequenz unserer Energie in der Lage sind zu steigern, umso weiter werden wir sehen können, und umso wunderbarer werden die Eindrücke sein, die wir auf einer so hohen Frequenz, also in Gottesnähe, fühlen können. Unser Blick für die Sinnhaftigkeit unseres Lebens, für die Zusammenhänge die uns unser Leben erklärt, und unsere Erfahrungen uns näher bringt, werden uns mit dieser Freude erfüllen. Wenn wir «im untersten Stock» sind, wird unser Ausblick gering sein, und wir werden mit Energien verbunden sein, die uns belasten, schmerzhaft sind, und uns schließlich vernichten können. Im obersten Stockwerk sind wir weit. Wir sehen so weit bis zum Horizont. Je höher wir mit unserer Energie schwingen, umso weiter werden wir sehen, umso klarer werden uns Eindrücke werden. Ganz unten haben wir keinen Ausblick, und keine Sicht.

Es benötigt natürlich Bereitschaft und intensives Lernen, die uns dazu führen, zu einer spirituellen Meisterschaft und zu Gottesnähe zu gelangen. Dies sind Entwicklungsstufen unseres Bewusstseins, und wir alle haben wechselnden Anteil an diesen Bereichen. Wir alle wissen, wie wichtig innere Bereitschaft ist, etwas in unserem Leben zu ändern, etwas mehr zu verstehen, und wie lähmend Desinteresse sein kann, wenn wir nicht in der Lage sind, uns selbst mit uns zu beschäftigen, wenn wir gleichgültig, phlegmatisch und unkonzentriert durch unser Leben gehen. Dann werden wir die Möglichkeiten und Chancen nicht wahrnehmen können oder wollen, und unser Blick wird durch die gegebene Bedeutung materieller oder egozentrischer Aspekte getrübt sein.

Diese Sicht nach außen, von der Warte wie wir unser Außen betrachten, gleicht der inneren Sicht unseres Wesens, unseres Energiekörpers mit den Fragen: «Wo befinde ich mich in meiner Energiefrequenz? Wo stehe ich gerade in diesem Augenblick? Was hält mich davon ab, mich zu entwickeln? Warum fällt es mir manches Mal so schwer, mich zu konzentrieren und mich mit mir selbst zu beschäftigen, um meine so notwendigen Schritte zu tun? Kann ich diese Gottesnähe in manchen Augenblicken fühlen? Fühle ich die Wunderbarkeit, die mein ganzes Wesen

- ▶ Bin ich offen für belastende Energien meiner Umgebung?
- ▶ Lasse ich mich hinunterziehen?
- ▶ Lasse ich mich anstecken?
- ▶ Warum erlaube ich anderen, mir energetisch den Boden unter den Füßen wegzuziehen?
- ▶ Warum kann ich mich nicht berühren lassen?
- ▶ Kann ich mich abgrenzen?
- ▶ Habe ich genug Kraft, meinen Raum zu bewahren?
- ▶ Kann ich meine Umgebung gefühlsmäßig wahrnehmen?

Abbildung 15: **Einfluss der umgebenden Energie auf unsere Lebenskraft**

durchströmt?» Und natürlich sind wir nicht in allen Bereichen gleich weit entwickelt, sondern in manchen Aspekten, von denen wir begeistert sind, sind wir eben in der Lage, unsere Aufmerksamkeit ganz darauf zu richten und dort Entwicklung zu machen, und dort wo wir traumatisiert sind, gelingt es uns viel schwerer, unsere Schritte zu tun.

Wir haben bereits darüber gesprochen, dass Lebenskraft alles durchdringt und Energie in allem, was in uns ist und was uns umgibt, vorhanden ist. Es stellt sich nun die Frage: «**Wie groß ist der Einfluss der umgebenden Energie auf meine Lebenskraft? Hat die umgebende Energie Einfluss auf das, wie ich mich fühle, auf die Energie die ich in mir trage?**» Wie schon gesagt kommunizieren wir über Resonanz in unserem Inneren mit uns umgebenden Energien. Das heißt, wenn wir offen sind und wenn wir eine Energie offen in uns tragen, die von einer Energie im Außen angesprochen werden kann, dann reagieren wir in unserem Inneren.

Wenn also Resonanz zwischen Innen und Außen besteht, dann ist alles mitsammen verbunden, alles kommuniziert mit allem, dann gibt es kein Innen und kein Außen, kein Oben und kein Unten.

Es gibt sehr wohl ein unterschiedliches Innen und Außen, wenn beides voneinander getrennt ist. Wenn im Innen eine Blockade zur Aufnahme vorliegt oder Schattenenergien bereits geheilt sind, kann die entsprechende Energie nicht mehr angesprochen werden. Unser Wesen bestimmt also, womit wir kommunizieren. Die Frage ist also: «Was ist in mir, was auf bestimmte Energien im Außen in Resonanz tritt? Womit verbinde ich mich? Was lasse ich an mich heran? Was ist in mir, dass es auf einen Trigger reagiert? Welche Auswirkungen hat also die umgebende Energie auf meine Lebensfreude, auf meine Lebenskraft und auf die Art wie ich lebe? Welche Bedeutung hat all dies für meine zwischenmenschlichen Beziehungen? Lasse ich Angst, Trauer oder Enttäuschung mein Leben bestimmen?» Es ist gut untersucht, dass solche belastenden Emotionen unsere ganz normale Körperkraft um etwa 50 Prozent vermindern. Es erscheint die Erkenntnis, die wir aus dem eben Gesagten bekommen können, wesentlich für unser Wohlbefinden.

Jeder von uns spürt das. Wenn wir traurig sind oder schlecht geschlafen haben oder wenn wir etwas Belastendes, Forderndes vorhaben und uns nicht gut fühlen, dann merken wir, dass wir unsere normale Anzahl von körperlichen Übungen manchmal nicht durchführen können. Dann sagen wir uns oft in der Mitte: *Ich habe heute gar keine Kraft mehr. Ich weiß gar nicht, was mit mir los ist.»*

Die Frage ist immer, wie sehr lasse ich mich selbst von einer Stimmung, die im Außen besteht, beeinflussen? Wie sehr mache ich mich davon abhängig? Wie schnell gelingt es mir, aus einer Kraftlosigkeit durch Motivation, Meditation, Fokussieren auf Mut, Vertrauen und Hoffnung wieder herauszukommen? Natürlich findet die Angst im Außen, die Hoffnungslosigkeit der Welt, die Grausamkeit und die Gewaltausübung mit der wir täglich durch die Medien konfrontiert sind, unser Inneres, wenn wir dafür offen sind. Wenn wir also mitleiden, wenn wir die schmerzhaften und belastenden Emotionen, die im Außen sind, mit unserem Wesen in Resonanz bringen, Energien im Außen in unseren Energiekörper integrieren, dann beeinflussen diese die Art und Weise wie wir leben, wie wir entscheiden, wie wir die Herausforderungen unseres Lebens meistern.

Der einzige Schutz, uns nicht anstecken zu lassen, besteht in der Fokussierung auf unsere inneren Haltungen, wie Mut, Vertrauen, Hoffnung, Erklärung, Erkenntnis, Sinnhaftigkeit. Die Angst im Außen kann uns nur dann berühren, wenn wir in diesem Augenblick in unserem Inneren in einem bestimmten Aspekt angstvoll sind. Sonst findet die Angst im Außen in uns keine Resonanz, dann sind wir gegen die belastenden Stimmungen im Außen eben immun, und lassen uns davon nicht anstecken. Es kann dann in der Welt geschehen was will, wir bleiben in unserem Mitgefühl handlungsbereit und motiviert, mit Aktivität gegen die herrschende Angst zu reagieren. Das darf in keinem Fall heißen, dass wir uninteressiert sind, dass wir uns innerlich abschotten oder nicht mitreagieren, was sich im Außen abspielt. Nein, das heißt es nicht. Es soll heißen, dass wir gelassen und ruhig ohne Emotion wahrnehmen, was im Außen geschieht, und allem was nicht unserem wahren Selbst entspricht, mit Tatkraft, Liebe und Klarheit entgegentreten. Dies ist ein Ausdruck unserer Kraft, und dies ist deshalb so wichtig, weil wir dadurch unabhängig sind, unsere Kraft sparen, handlungsfähig, bereit zur Hilfe bleiben und aktiv, kreativ und kraftvoll agieren können.

Ist uns bewusst, was das heißt: «*Ich lasse mich nicht anstecken. Ich bin immun.*» Dieser schützende Aspekt unseres Seins, unserer Lebenskraft, der zu dieser Haltung führt, im Widerstand stark zu bleiben, ist etwas, was wesentlich zu unserem inneren

Wohlfühlen beiträgt. Es geht nicht nur darum, dass wir die Kraft verwenden, um etwas aktiv zu tun, uns zum Beispiel zu wehren. Es geht auch darum, dass wir Kraft haben in unserem Inneren, durch unser Wesen, unsere inneren Haltungen, durch Mut, Vertrauen und Glauben, uns so zu stabilisieren, dass wir widerstandsfähig sind, dass wir mit herausfordernden Situationen lösungsorientiert umgehen können.

Meditation:
Ich lasse mich nicht anstecken, ich bin immun

Atmen wir einmal tief ein und aus, und lassen wir die Spannung bewusst aus Muskeln und Gelenken fortfließen. Spüren wir, wie wohl uns Entspannung tut, wie leicht wir in dieser inneren Stille, die sich so wundervoll anfühlt, zu uns selbst finden. Fragen wir in diese Stille hinein, wie es in dieser Beziehung um uns selbst steht: «**Lasse ich mich anstecken, beeinflussen, von der Meinung, die gerade in der Gesellschaft in einer bestimmten Beziehung vorherrscht? Fühle ich mich manches Mal dazu hingezogen, die Meinung anderer zu übernehmen ohne genau in mich zu spüren, ob dies auch meiner Haltung entspricht? Spüre ich ausreichend innere Kraft, um gegen eine öffentliche Meinung aufzutreten und zu sagen: Nein das glaube ich nicht. Ich kann diese Meinung nicht mittragen. Lasse ich mich von Desinteresse, Hoffnungslosigkeit anderer hinunterdrücken, in meiner Energie hinunterziehen? Gelingt es mir, Aussagen auch in fordernder Situation nicht emotional, zornig oder abweisend, sondern wohlüberlegt und tief in mir schwingend zu machen?**» Hoffnung, Mut, Glaube, Zuversicht und auch Dankbarkeit sind Säulen, die uns stabilisieren. Spüren wir diese Haltungen eine nach der anderen. Fühlen wir, wie Kraft uns durchfließt. Tatsächlich können wir uns ja nur dann von einer Emotion anstecken lassen, wenn wir für einen solchen Aspekt offen sind, wenn das worum es gerade geht zumindest zu einem geringen Teil auch in uns selbst vorhanden ist. Sind wir stabil, dann können wir uns sinnvolle Erklärungen für Erfahrungen oder Haltungen mitfühlend geben. Wir fühlen in uns hinein, dass wir geführt und beschützt sind, so werden wir diese Haltung, die Versuchung, der öffentlichen Meinung nachzugeben, besiegen.

Wir alle werden in unserem Leben sehr oft auf die Probe gestellt. Das Statement im Vater unser, das als Bitte ausgedrückt wird: «Führe uns nicht in Versuchung», hat meines Erachtens durchaus auch die Bedeutung, dass es auch heißen könnte: *«Ich verstehe es, dass Du mich auf die Probe stellst, Herr. Ich erkenne dass die kontinuierliche Wahrnehmung meiner inneren Haltungen durch Dich herausgefordert wird, und Du mich kontinuierlich fragst:* **Wie verhältst Du Dich in dieser Situation? Bist Du verführbar? Bist Du stark genug zu widerstehen? Folgst Du Deinem Weg?»** Spüren wir, ob und wo wir Handlungsbedarf haben, was in uns verführbar ist, was in uns nicht ausreichend sicher verankert ist.

Herausforderungen machen uns stark und widerstandsfähig. Herausforderungen bringen uns dazu, uns eine Meinung zu bilden und klar und ganzheitlich gemeinsam mit all unseren Ebenen eine Antwort aus uns heraus zu geben. Spüren wir in uns hinein, wie es sich anfühlt, völlig befreit durch das Leben zu gehen, ohne sich anstecken zu lassen und Herausforderungen als das zu empfingen was sie sind: Informationen, die uns prüfen, die uns fordern, zu uns selbst Stellung zu beziehen.

Je näher uns Menschen sind, die uns im Rahmen der Spiegelfunktion herausfordern, umso mehr schwingen wir emotional mit und erkennen oft nicht den großen Zusammenhang und die Sinnhaftigkeit dessen, was wir gerade erleben. Es steht das Lernen Zeit unseres Lebens im Vordergrund. Wenn wir in diesem Augenblick der Meditation zurückerinnert werden an eine Situation, in der unsere Hoffnung und unser Glaube in Frage gestellt wurden, und in der wir die Tragweite einer Entscheidung nicht vorhergesehen haben und einer Herausforderung in dieser Situation nicht adäquat begegnet sind, dann sagen wir uns: *«Ich bin ein Mensch. Ich bin nicht fehlerfrei. Ich bin deshalb in die Dualität hineingeboren, um zur Handlung, zur Entscheidung herausgefordert zu sein. Wären wir im (inneren) Paradies geblieben, so wäre uns die Notwendigkeit der Entscheidung erspart geblieben, es hätte jedoch auch keine Entwicklung gegeben. Alles was ich kann ist, mich um Entwicklung, um Fortschritt zu bemühen, immer wieder eine neue Entwicklungsstufe in mir erreichen, ohne an der Vergangenheit festzuhalten und ohne mich in die Gefahr zu begeben, durch das Nichterkennen, durch das Nachgeben eine problematische Entscheidung zu treffen. Es war ein Erlebnis, ich habe es erlebt, und habe daraus gelernt und habe mich daraus gelöst.»*

Also kleben wir nicht an dem, was wir erlebt haben, was vielleicht durch uns auch nicht optimal erkannt und entschieden wurde, sondern lernen wir aus dem, was uns an die Grenze unseres Wesens gebracht hat und sind wir dankbar für diese Augenblicke der Unsicherheit, des Zweifels, des Wankens, des Schmerzes. Der Informationsgehalt von solchen Erlebnissen ist groß, weil er uns Aspekte in uns zeigt, die in uns noch anders werden dürfen, und Klärung, Weite, Erkenntnis einfordern. Schauen wir auf ein solches Erlebnis neutral zurück und fragen wir uns, ob wir noch Handlungsbedarf haben, ob noch etwas auszugleichen ist, ob wir uns versöhnen müssen, ob noch eine offene Energie damit verbunden ist. Wenn dies ist, so versöhnen wir uns damit, und dann lösen wir uns aus dieser Erfahrung.

Ende Meditation.

DAS AUSSEN KANN MICH BEWEGEN

So wie wir uns hinunterziehen und anstecken lassen können von uns belastenden, schmerzhaften Situationen, so können wir uns auch emporheben lassen von beglückenden, freudvollen und liebevollen Aspekten im Außen, in der Welt. Die Frage ist nun: **«Können freudvolle Aspekte im Außen mich so berühren, dass ich Kraft daraus schöpfe?»**

> ► Ich lasse mich emporheben.
> ► Jeder Heilschritt befreit mich ein Stück mehr.
> ► Ich öffne mich für das Schöne, das Gute, das Wahre.
> ► Jede Regung der Natur sucht in mir ein Echo.
> ► Die mich umgebenden Farben erfreuen mein Wesen.
> ► Ich achte auf meine Kommunikation.
> ► Das Gute in mir erschafft Lebenskraft im Innen und Außen.
> ► Der Glaube, dass Gutes die Welt ändert,
>   wird sie auch ändern.

Abbildung 16: **Einfluss der umgebenden Energie auf unsere Lebenskraft**

Dieses Bild der Jakobsleiter, Schritt für Schritt in den Himmel zu gelangen, ist ein so hoffnungsvolles und Mut machendes Symbol, das uns diese Entwicklung vor Augen führt. Unbewusst zieht uns sehr häufig das Leidvolle, das Belastende, das Gewalthafte mit einer magischen Kraft an. Diese Schatten haben sich, ohne dass wir sie oft leben, auf fast geheimnisvolle Weise in unserem

Wesen abgespeichert und üben auf uns eine gewisse Faszination aus. Diese Schatten sind ja nicht böse, sie SIND und leben durch ihre Hinterfragung unseres Wesens. Es sind ja immer beide Pole vorhanden.

Dies soll jetzt nicht erschreckend wirken, sondern ganz im Gegenteil uns aufmerksam und achtsam für diesen Aspekt machen und uns dazu bringen, uns für den Zauber unseres Lebens und der Natur, für das Schöne, für das Wunder, für die Liebe zu öffnen, und dies alles zu leben. Wie sollen Zauber und Wunder geschehen, wenn wir nicht an Zauber und Wunder glauben? Das ist völlig ausgeschlossen. Wenn wir das Wunder nicht anziehen, kommt das Wunder nicht. So wie das Schöne nicht kommt, wenn wir es nicht anziehen. Es setzt sich nur das in unserem Leben um, was wir anziehen. Das Gesetz der Anziehung, das letztendlich mit dem Gesetz der Resonanz verbunden ist, ist ein göttliches Gesetz. Je mehr wir uns ärgern, je mehr wir uns sorgen, mit umso mehr Ärger und Sorge werden wir in unserem Leben konfrontiert sein, und verstehen oft nicht warum. Nehmen wir jedoch solche Haltungen an uns wahr. Haben wir das Gesetz der Anziehung verstanden, so wird uns ein sprichwörtliches Licht aufgehen. Hat Ärgern und Sorgen denn schon jemals geholfen oder eine Situation gelöst? Nein. Wir haben nur eine solche Grundhaltung, weil wir uns mit einer negativen Erwartungshaltung verbinden und diese in uns haben. Wir ärgern uns über Erlebnisse, die sich nicht so erfüllen wie gewünscht, und oft tritt gerade das ein, wovor wir uns fürchten. Also haben Ärger und Sorge mit unserer eigenen Grundhaltung zu tun.

Stimulieren wir uns doch positiv, hoffnungsvoll und mutig, und verhelfen wir dem Schönen und Guten in uns zum Durchbruch als innere Haltung, dass es sich tatsächlich im Leben umsetzt. Geben wir uns eine Grundstimmung, die hoffnungsvoll ist, die im Vertrauen ist, und die diese Aspekte in uns so verankert, dass wir sie in unserem Leben tatsächlich leben können. Womit wir uns verbinden, das nähren wir energetisch. Was wir nähren, wird stärker und stärker in unserem Leben. Deshalb achten wir darauf, was wir in uns nähren, welchen Aspekten wir Aufmerksamkeit schenken, womit wir uns verbinden, womit wir kommunizieren. Warten wir nicht, dass sich unser Leben ändert, wenn wir nicht uns und unser Leben selbst ändern. Sonst werden wir mehr und mehr Enttäuschungen in unserem Leben anhäufen, die dann dazu führen, dass wir nach einem Programm leben, das heißt: «*Ich habe in meinem Leben keine Chance. Nichts erfüllt sich was ich mir wünsche. Gar nichts gelingt mir. Schon wieder habe ich Pech gehabt.*» Dabei kann es doch gar nicht gelingen, weil wir zu wenig dafür tun in unserem Inneren an innerer Arbeit, an innerer Heilung, damit freudvolle Aspekte in unserem Leben entstehen, sondern wir warten nur auf ein uns erfüllendes Ergebnis ohne in uns die Voraussetzungen zu erschaffen.

WÜNSCHE

Wie viel wünschen wir uns oft in unserem Leben und sehnen uns nach Erfüllung, und manchmal sind wir im Nachhinein froh, dass sich so manches nicht erfüllt hat. Das heißt natürlich nicht, dass wir keine Wünsche haben dürfen. Wenn die Wunscherfüllung in unserem Leben und die Vorstellung dass etwas in Erfüllung geht, zugleich mit unserer Grundeinstellung verbunden ist, dass wir selbst durch aktive Arbeit an der Erfüllung unseres Wunsches teilhaben, dass wir uns von der Wunscherfüllung jedoch nicht abhängig machen dürfen, dann sind wir eigentlich frei. Dann können wir uns an dem Schönen in unserem Leben, an dem Angenehmen erfreuen. Wir machen uns aber nicht von der Erfüllung des Schönen und des Angenehmen abhängig. Jeder von uns will Angenehmes empfinden, will etwas erleben, was wunderschön ist. Das liegt in unserer Natur, weil Schönes uns erfreut und uns Freude und Kraft gibt. Doch sind Aspekte, die schmerzhaft, verstörend und herausfordernd sind, in unserem Leben nicht genauso wichtig? Wir lernen aus diesen, wo wir nicht in Harmonie sind, wo wir Handlungsbedarf zur Änderung in bestimmten Bereichen unseres Wesens haben.

Schönes zu erleben erzeugt Freude, und Freude erzeugt Kraft. Es stellt sich die Frage: «**Gibt mir die Art wie ich lebe Kraft? Erschaffe ich mir ausreichend Aspekte, habe ich erfüllende Gedanken, treffe ich friedvolle Entscheidungen?**» «*Friedvolle Entscheidungen führen zu meiner Lebensfreude und ich werde kraftvoll sein. Ich werde mehr und mehr mit meinem Leben verbunden sein, aus dem wie ich lebe Mut und Zuversicht schöpfen. Mein Glaube* an mich wird stärker sein. *Die Art wie ich lebe, wie ich handle und entscheide, wie ich meine Haltungen umsetze, bestätigt meinen Lebensweg.*» Dann werden wir zufrieden sein mit uns. Wir werden in Frieden mit unserem Leben sein, und die Außenwelt wird uns einen Spiegel unserer Zufriedenheit mit uns selbst zeigen. Wir werden dann friedvolle Menschen treffen, die uns inspirieren, die an unserer Entwicklung teilnehmen und uns wenn nötig den Raum halten für unsere weitere Entwicklung. Sie werden uns selbst die Möglichkeit geben, ihnen einen Raum zu halten, um an ihrer inneren Heilung teilzuhaben, ohne sie ihnen abzunehmen. Wir werden dann nicht Menschen in Chaos, Streit, Unzufriedenheit anziehen, weil wir dies nicht in uns besitzen. Das mag vielleicht übertrieben klingen, doch wenn wir uns und andere ansehen, mit welchen Menschen wir uns und sie sich umgeben, welche Schwierigkeit sie oft im Leben haben, so werden wir diese Erkenntnis bestätigt finden.

Erlauben wir uns, mit offenen Augen einmal in die Stille zu kommen. Ganz einfach uns im Sein, ohne etwas zu tun, ohne etwas zu denken, in einen völlig entspannten Zustand bringen und nur dazusitzen und nichts zu tun. Heiter, gelassen sein, das was kommt kommen lassen und wieder gehen lassen. In einem solchen Zustand, in dem wir nichts wollen, spüren wir, wie es uns tatsächlich mit uns geht. Wenn wir gerade in einer Lebenssituation sind, in der wir keinen ernsten Herausforderungen gegenüber sind, dann können wir diese Wunschlosigkeit in uns spüren, in der wir nichts wollen, nicht anders sein wollen als wir sind. Da können wir auch spüren, wie wenig wichtig oft viele Aspekte unseres Lebens sind, denen wir manchmal so sehr nachjagen. In einem solchen Zustand geben wir die Notwendigkeit auf, haben zu müssen, anders sein zu müssen, nicht gut genug zu sein, sondern sind wunschlos, dankbar, zufrieden, in Freude über das Geschenk der Schöpfung in der wir leben, in der wir sind.

DAS AUSSEN ALS SPIEGEL

- ▶ Wie wir auf die Außenwelt reagieren, ist ein Spiegel unseres Selbst.
- ▶ Die Außenwelt ist ein Spiegel unseres Bewusstseinszustands.
- ▶ Was wir erleben hat mit uns zu tun.
- ▶ Es geht um das Verständnis der Zusammenhänge.
- ▶ Oft betrachten wir nur die Wirkung, das Endresultat, und glauben an dem arbeiten zu müssen.
- ▶ Es ist jedoch die Ursache, die die Wirkung auslöst, und den Ursachen für viele Aspekte in unserem Leben sollte unser Augenmerk gelten.

Abbildung 17: **Das Außen spiegelt wie wir sind**

Die Außenwelt spiegelt uns. Wie wir auf diesen Spiegel reagieren ist eine Frage unseres Bewusstheitszustandes. Lassen wir die Spiegelfunktion des Außen auf uns ausreichend bewusst wirken, dann werden wir eben freudvolle Aspekte erkennen und wissen, dass wir in diesen Aspekten im Lebensfluss sind. Und wir werden andere Aspekte im Außen erleben, die offenbar in unserem Wesen nicht in Harmonie sind und unseren Lebensfluss unterbrechen. So erhalten wir ausreichend Information, um sinnhafte Erkenntnis über uns selbst zu erhalten und die Notwendigkeit für Schritte der Änderung an uns zu merken. Bemühen wir uns um die Erkenntnis der Zusammenhänge in unserem Leben, so wird es uns gelingen, dem für uns Schmerzhaften auf den Grund zu gehen. Die Projektion wird der Selbstbeobachtung weichen, wir werden fragen: «Was in mir führt denn dazu, dass ich mich so verhalte, dass es mir und anderen wehtut? Welche Grundhaltungen in mir lassen mich zornig oder eifersüchtig reagieren? Wann begehe ich den Fehler, die Gründe dafür im Außen und nicht in meinem Inneren zu suchen?»

Oft können wir uns gar nicht erklären, warum wir bestimmte Erlebnisse haben. Die wohltuende Reflexion im Außen wird oft nicht als Bestätigung unseres Lebenswegs anerkannt, sondern als Normalität abgetan. Auf wohlmeinende Kommentare anderer sollten wir mit tiefer innerer Freude und Dankbarkeit reagieren, ohne sie überzubewerten. Sie sollten uns Kraft geben, uns noch bewusster für die eigenen Anliegen und die anderer zu engagieren. Unterstützung von außen kann uns den Mut geben, auf das eigene Wesen zu vertrauen. Manche haben wunderbare Eigenschaften, jedoch nicht den Mut, an sich selbst zu glauben,

---

▶ Trotz aller Herausforderungen bleibe ich in meiner Mitte.

▶ Ich beobachte mich und andere ohne zu bewerten.

▶ Mein Mitgefühl lebe ich in tätiger Nächstenhilfe.

▶ Ich erkenne mein wahres Wesen im Augenblick und bin mir bewusst, dass ich mich augenblicklich ändern kann.

▶ Ich schwinge mit der Energie einer Situation, stelle mich darauf ein und frage mich:

– Darf ich helfen?

– Soll ich helfen?

– Muss ich helfen?

▶ Ich will anderen durch meine Unterstützung nicht die Chance für Selbsterkenntnis und innere Heilung nehmen.

Abbildung 18: **Affirmationen zur Selbsterkenntnis**

und zum Beispiel das, was sie in ihren Visionen sehen, auch nicht wahrhaben wollen, und daher auch zu kommunizieren. Also stehen wir in Demut und Bescheidenheit, jedoch in innerer Stärke, zu uns. *«Ich glaube an mich. Ich überprüfe in der Tiefe meines Herzens meine Erkenntnisse und stehe zu ihnen. Ich bleibe mir treu. Ich löse mich von all denen, die mich verunsichern wollen. Ich stehe zu mahnenden Worten, und unterscheide nach meinem inneren Sein.»*

Hier sind einige Affirmationen geschrieben, von denen wir lernen können, wie wir uns mit Aspekten unseres Lebens auseinandersetzen können. Wir wollen uns hier in erster Linie mit der ersten Affirmation auseinandersetzen, die anderen sollen in meditativer Stille bearbeitet werden.

«Trotz aller Herausforderungen bleibe ich in meiner Mitte.»

HERAUSFORDERUNGEN

Nun, was ist eine Herausforderung? Es ist etwas, was nicht in unseren vorgesehenen Lebensplan passt, etwas was uns nicht zu entsprechen scheint, was uns verstört, was uns schreckt, was uns im Augenblick ängstigt, etwas wo wir unsere Kraft zusammennehmen müssen, um damit umgehen zu können. Herausforderungen sind eben Erfahrungen, die etwas von uns fordern. Wir alle haben viele Herausforderungen in unserem Leben erlebt, manche gut bewältigt, bei anderen sind wir vorerst gestrauchelt, und haben oft lange Zeit benötigt, um uns in der rechten Art mit ihnen auseinanderzusetzen. Wir wissen, dass diese Herausforderungen uns prüfen und dass sie eigentlich etwas sind, woraus wir lernen können. Es stellt sich die Frage: «**Wie gehe ich mit den Herausforderungen um? Lasse ich mich verstören? Gebe ich der ersten Emotion nach? Beginne ich zu schreien oder zu weinen, reagiere ich wütend, angstvoll, ärgerlich, erstarrt? Bin ich in der Lage, mich in diesem Augenblick der Herausforderung nicht hineinziehen zu lassen in diese mich fordernde Energie, sondern mich mit meiner Energie zu heben, meine Energie ansteigen zu lassen? Kann ich den Grund für die Herausforderung erkennen? Fühle ich warum ich sie erlebe?**»

Stellen wir uns eine bedrohliche Situation vor: eine Herausforderung, ein Streitgespräch, einen Vorwurf, eine körperliche oder emotionale Verletzung. Lassen wir uns auf eine Auseinandersetzung ein, auf einen Kampf? Begeben wir uns auf die Ebene der Herausforderung? Oder heben wir uns hinauf und sagen zu uns: «Langsam» und vielleicht zur Situation auch: «Langsam», und beginnen ruhig zu atmen.

«Was geht hier eigentlich vor? Was ist das eigentlich, was ich gerade erlebe? Was will mir diese Situation sagen?» Mit diesem Innehalten, mit diesem Herausheben aus der Situation konzentrieren wir unsere Kraft. Wir verlieren sie nicht, indem wir uns auf die Ebene der Herausforderung begeben, sondern wir nehmen unsere Kraft zusammen für Stille und Bedächtigkeit und beobachten, nehmen wahr, beginnen an uns zu klären, machen uns ein großes Bild.

Was auch immer wir dann entscheiden zu tun oder zu reagieren, wir haben nicht in der ersten Emotion geantwortet, sondern uns einen Augenblick Ruhe für Erkenntnis erlaubt. Dann sind wir in einer stärkeren Position, wenn wir diese Herausforderung NICHT AUF GLEICHER EBENE ANNEHMEN, wenn wir nicht mitschreien, nicht mitweinen, nicht mitagieren, in welcher Art und Weise auch immer, sondern in unserer Mitte bleiben. Damit bleiben wir handlungsfähig und schützen uns und andere vor inadäquater Reaktion.

Ein gutes, probates Mittel ist Lächeln. Ganz einfach in diese Situation hineinlächeln. Es entwaffnet oft sehr.

Unser Leben birgt nicht nur Herausforderungen im Außen, sondern auch Herausforderungen die durch uns selbst entstehen: Es sind unsere Fehleinschätzungen, unsere emotionalen Grundhaltungen wie Ärger, Angst, Sorge, Enttäuschung, das Eingeständnis unseres Fehlverhaltens, eine Erkenntnis einer Situation die zu einem schmerzhaften Ergebnis für uns oder für andere führt, Haltungen die uns Kraft rauben. All das und vieles mehr führt dazu, dass wir uns unser eigenes Leben schwer machen. Auch hier gilt es, sich selbst nicht zu verurteilen, nicht Kritik üben, uns nicht mit Härte oder Bestrafung zu behandeln, sondern der Situation wie sie ist, von einer höheren Warte, ins Auge sehen. Begegnen wir uns selbst in Liebe, Achtung und Mitgefühl. Übernehmen wir Verantwortung für das Erlebte. Nehmen wir wahr, was in uns geschieht, spüren wir in uns hinein, warum wir in manchen Situationen auf eine so unglückliche Art reagieren, und sehen wir die Situation wieder aus einer höheren Perspektive an: «Ist Handlung notwendig? Wie soll ich mich jetzt mir oder anderen gegenüber verhalten? Biete ich mir selbst Versöhnung an, um im nächsten Mal in einer solchen Situation anders zu reagieren? Was kann ich lernen in dieser Situation?» Die innere Herausforderung, in der Mitte zu bleiben, lässt uns unsere eigene Stärke fühlen. Die Mitte nämlich ergreift nicht Partei, die Mitte beurteilt nicht. Die Mitte ist fair, sie ist still, gelassen, die Mitte hat recht, sie ist gleich weit entfernt von beiden Polen, sie bringt Erkenntnis und Verständnis. In der Mitte zu sein, bringt die Lösung, sie birgt den Ausweg in sich.

Die Herausforderung kann nicht auf dem Energieniveau der Herausforderung bearbeitet werden. Das Trauma kann nicht auf dem Energieniveau des Traumas geheilt werden. Das ist etwas ganz Wesentliches in unserem Leben, wonach wir häufig nicht handeln. Wir bleiben oft drinnen und schauen, dass wir diese Herausforderung einigermaßen managen. Wir bleiben in der Emotion und glauben, in dieser Emotion etwas ändern zu können, statt diesen entscheidenden Schritt zu gehen: aus der Herausforderung herauszugehen, aus der Emotion herauszugehen und einen Schritt höher in unserer Energie zu gehen, durch die Emotion durchzugehen, und die Herausforderung zu betrachten. In der Mitte, in dieser kraftvollen Mitte bleiben, die uns die Möglichkeit gibt, das eine und das andere, die beiden Pole, die es auf dieser Welt nun einmal gibt, zu betrachten, sie sein zu lassen, und trotzdem von beiden etwas zu nehmen, es zusammenzuführen, lässt uns gelassen bleiben und handlungsfähig. Dann werden wir Information zur Lösung erhalten. In der Lösungsorientierung werden wir selbst so viel Kraft bekommen, dass wir mühelos die Herausforderungen des Lebens bewältigen können. Mühelos! Die Zusammenführung, Vereinigung zweier Pole erzeugt wie die Verbindung zweier Prinzipien SYNTHE-SEENERGIE, Energie der Vereinigung. Erleben wir das in uns, so werden wir unser Leben leicht und kreativ meistern, ohne allzu viel Kraft zu verlieren.

Wie begegnen wir zum Beispiel Informationen über Massen-vergewaltigungen, über Kriege, über monatelang belagerte Städte mit Menschen, die hungern, die getötet werden, die erfrieren? Wenn Menschen in belagerten Städten oft monatelang leiden müssen und nur mehr in Ruinen leben, was macht das mit uns? Wie reagieren wir? Solche Situationen erfordern wohl unser ganzes Mitgefühl. Hier geht es nicht um Beurteilung einer Situation, sondern dann geht es um Mitgefühl. Dann ist ein ganz entschei-dender Schritt in unserem Wesen gefordert, nämlich innerlich zu reagieren ohne zu bewerten, Mitgefühl mit diesen Familien zu haben und uns zu sagen: «*Ich fühle mit diesen Menschen, mit denen die jetzt von dieser Welt gegangen sind, die jetzt unter so tragi-schen Umständen sterben mussten. Ich fühle mit denen, die um diese Gegangenen trauern.*» Und es geht auch um Mitgefühl mit denen die zum Beispiel im Flugzeug gesessen sind und die Bomben abgeworfen haben, die Karma auf sich geladen haben und dieses Karma werden erleben müssen. Haben wir auch Mitgefühl mit denen, so kann dies zu einer Änderung der Welt beitragen: dass wir nicht kritisieren, dass wir nicht Schuldige suchen, sondern in diesem Augenblick energetisch diesen Schritt in die Höhe machen und unser Herz sprechen lassen.

DIE ART DES LEBENS,
DIE KUNST ZU LEBEN

Lebenskraft entsteht durch die Art unseres Lebens, wie wir leben, wie wir sind, wie sorgfältig wir mit uns umgehen, wie gut wir uns selbst nähren, wieviel Aufmerksamkeit wir uns schenken. Sie wird auch so erhalten. Lebenskraft bewegt sich. Sie geht dorthin, wo sie gebraucht wird, automatisch fließt sie hin. Sie ist abrufbar, ohne dass wir sie rufen, sie fließt nach Bedarf, solange sie vorhanden ist. Doch wo und wie sie gespeichert ist, ist weiterhin relativ unklar. Möglicherweise liegt die Energiespeicherung in Energiebahnungen, die durch unser Wesen, durch unsere Haltung angelegt werden. Auf jeden Fall muss sie sich bewegen.

> ► Lebenskraft entsteht durch DIE ART unseres LEBENS und wird auch so erhalten.
>
> ► Lebenskraft ist in uns in der ANLAGE immer vorhanden, doch gibt es KEINE echten KRAFTSPEICHER.
>
> ► Tiefes Vertrauen in uns, unser Leben, den SINN unseres Lebens, die SCHÖNHEIT unseres Lebens erzeugt Kraft in uns.
>
> ► Die FREUDE am Leben, im Leben, macht uns stark und mutig.
>
> ► Je intensiver wir wohlmeinende Aspekte für uns und andere leben, umso mehr wird die Haltung in uns gebahnt.
>
> ► Die immer wiederkehrenden freudvollen Aspekte, die absichtsvoll in uns entstehen, sind unser eigentliches Kraftreservoir.

Abbildung 19: **Die Kraft in uns**

Sie muss fließen können. Je mehr Aufmerksamkeit wir auf bestimmte Aspekte lenken, umso stärker werden solche Aspekte gebahnt und bestimmen dann unsere Haltungen und Entscheidungen. Sind wir durchdrungen von der Vision, Gutes zu tun, nicht zu verletzen, so wird durch diese Haltung so viel Bahnung aufgebaut, dass es uns gar nicht mehr möglich ist, anders zu sein. Es heißt, die Niere ist das Organ der Lebenskraft. Ob diese dort wirklich gespeichert, wie sie überhaupt gespeichert werden kann, zum Beispiel wie in einer «Batterie», ist fraglich. Sehr wahrscheinlich sind Energiekreisel, in denen die Energie kreist und durch Zugänge abgezogen werden kann. All das sind Vorstellungen, die wir uns machen müssen, weil es unendlich viele Geheimnisse in uns gibt. Unsere wirklichen Kraftspeicher sind unsere Haltungen. So wie wir sind, wie wir agieren, das baut unsere Kraft auf, erhält unsere Kraft, oder verbraucht Kraft und zieht sie von uns ab. Bestimmte Haltungen erhöhen unser Kraftpotenzial: zum Beispiel Ehrlichkeit.

VERTRAUEN, SINNHAFTIGKEIT

Das Vertrauen in uns selbst, hier zu diesem Zeitpunkt richtig auf diesem Planeten zu sein, zu vertrauen, dass wir alle Werkzeuge, alle Fähigkeiten besitzen, um hier zu bestehen, gibt uns Zuversicht und Kraft. Dieses sich selbst Zutrauen gibt uns den Schub zur Bewältigung des Lebens. Das Vertrauen in uns, in unser Leben, in den Sinn unseres Lebens, ist eine wichtige Kraftquelle. Den Sinn unseres Lebens zu erfüllen, indem wir den Sinn unserer Lebensaufgaben erkennen, warum wir hier sind, und deren Zusammenhänge geben uns Sicherheit, und Sicherheit erzeugt Kraft in uns. Sagen wir uns: *«Ich finde meine Lebensaufgabe. Ich steige aus dem, was ich gerade tue aus, weil ich die Sinnlosigkeit meiner Tätigkeit merke. Ich bin mutig genug, mich zu ändern. Ich spüre, was mir Freude macht, was mir Kraft gibt und was mich tief in mir zufrieden macht. Ich glaube an den Sinn meines Daseins. Ich richte viel Aufmerksamkeit darauf, in die Sinnhaftigkeit meines Lebens einzudringen. Ich bleibe bei all diesen Überlegungen gut verankert.»*

Lebenskraft ist mit so vielen Aspekten verbunden, die sich über den gesamten Frequenzbereich, der uns zugänglich ist, erstrecken. Die Schönheit unseres Lebens, Schönheit im Außen, wenn wir in Resonanz damit kommen, spüren, lässt uns in Harmonie kommen. Balance, Symmetrie und Ordnung sind weitere Aspekte die uns sicher machen, und die uns aufgerichtet durch das Leben gehen lassen. Solche Haltungen, die uns Kraft spenden, erlauben uns, den Sinn unseres Lebens zu erkennen, und uns mit unserer Lebensaufgabe zu identifizieren. Wir erkennen dann, dass es einen großen Sinn und Zusammenhang gibt, in den wir eingebettet unseren Beitrag leisten dürfen. Von diesem Sinn durchdrungen zu sein, dass das, was wir tun, sinnvoll ist, dass das, was wir erleben, sinnhaft ist, dass wir uns in einer sinnhaften Ordnung bewegen, dass das, was wir erleben, einer großen heiligen Ordnung entspricht, erzeugt in uns Sicherheit und so große Freude, sodass dieses innere Wissen zu einem großen Kraftspender wird. Letztendlich suchen nicht wir unsere Lebensaufgaben, sondern diese finden uns, wenn wir uns finden lassen. Lebensaufgaben ziehen uns an, wenn wir uns ziehen lassen. Sie erlauben uns den Raum, in dem wir unser Leben, unser Wesen gestalten, durchdrungen davon heilsam zu leben und zu sein für uns und für andere. Diese Heilsamkeit ist oft unabhängig von unserem Brotberuf, sondern äußert sich in unserem Verhalten: zuzuhören, da zu sein, Mitgefühl zu leben, großzügig zu sein – zu anderen und zu uns.

Wir dürfen nicht vergessen, Lebenskraft als Energie ist flüchtig. Sie ist nicht gebunden, sondern muss sich frei bewegen können. Sie darf nicht blockiert sein, sonst staut sich Energie vor dieser Blockade an und befindet sich nicht mehr in dem großen Kreislauf. Energie, die sich bewegt, die natürlich fließt, wird andauernd in uns dadurch, was wir sind, nachgebildet oder erhalten. Kontinuierlich lassen wir Energie in uns selbst entstehen, und je bewusster es uns ist, was uns Kraft gibt, und welche Aspekte uns Kraft rauben, umso leichter können wir das Auftreten eines Energiedefizits verhindern. Je bewusster wir leben, je klarer und rascher wir Aspekte, die uns Kraft rauben, der inneren Heilung zuführen, umso erfüllender wird unser Leben, umso leichter und angenehmer wird Kraft in uns entstehen. Ja umso automatischer kreieren wir Aspekte, die uns aufrechte innere Stabilität erleben lassen. Gerade diese Haltung der Selbstbeobachtung und Selbsterkenntnis ist oft so herausfordernd. Das Leben im Außen lenkt uns ab, wir vergessen auf uns und darauf, worauf wir uns gerade hätten konzentrieren sollen. So taumeln wir in bestimmten Phasen durch unser Leben, weichen aus, flüchten, vergessen und erleben immer wieder denselben Schmerz, weil wir es an konsequentem Verhalten uns gegenüber fehlen lassen, bis wir endlich erkennen, welche Schritte in uns nötig sind.

Lebensfreude, durch die Leichtigkeit des Daseins im Lebensfluss zu sein, erlaubt uns Vitalität und Entfaltung. Aspekte wie Enttäuschung, Angst, Zweifel und Sorge hemmen uns, verlangsamen unseren Lebensfluss und zehren an unserer Kraft. Enttäuscht sind wir immer dann, wenn wir uns etwas wünschen, und wenn sich dieser Wunsch nicht erfüllt.

Daher sollten wir hin und wieder froh sein, dass sich so mancher Wunsch in unserem Leben nicht erfüllt: zum Beispiel wenn die Wunscherfüllung für uns von Nachteil wäre. Wenn wir die inneren Voraussetzungen für die Erfüllung eines Wunsches in uns halten, dann können wir davon ausgehen, dass sich der Wunsch erfüllt: Das kann nicht oft genug betont werden.

Der Wunsch der in uns nicht erfüllt wird, ist nicht deswegen nicht erfüllt, weil uns «jemand» die Wunscherfüllung nicht gönnt, sondern weil wir die inneren Haltungen nicht geschaffen haben, dass dieser Wunsch in Erfüllung geht, weil wir unsere inneren «Hausaufgaben» nicht gemacht haben. Wenn wir also einen Wunsch haben, und dieser Wunsch erfüllt sich nicht, so gibt es die Möglichkeiten, dass wir die inneren Voraussetzungen nicht geschaffen haben, oder dass es nicht gut für uns wäre, wenn sich der Wunsch erfüllt. Jeder von uns weiß, dass es viele Vorstellungen in unserem Leben gegeben hat, wo es letztendlich gut war, dass sich nicht erfüllt hat, was wir uns vielleicht vordergründig gewünscht haben. Unser Leben wäre unter Umständen ganz anders verlaufen. Die Seele sorgt dafür, dass so mancher Wunsch nicht in Erfüllung geht, und dass uns andere Menschen unter Umständen einen Wunsch nicht erfüllen. Wenn wir all das von anderen Menschen erfüllt bekämen, was wir uns wünschen, wie sollten wir dann jemals erfahren, was uns gut tut und was nicht? Oder wie sollten wir uns jemals weiterentwickeln und verstehen, dass wir zur Wunscherfüllung etwas für uns tun müssen? Das Wünschen alleine ist zu wenig. «**Was tue ich dann, wenn dieser Wunsch eingetreten ist, und es gar nicht gut für mich ist? Warum habe ich mich nicht schon vorher geprüft? Warum war mir das so wichtig? Warum habe ich mich von diesem Instinkt leiten lassen, etwas unbedingt haben zu wollen?**»

> ▶ Alles in uns wird von Lebenskraft durchströmt.
> ▶ Blockaden verhindern den freien Energiefluss.
> ▶ Überall kann Energie in Form von Photonen: Lichtenergie, jedoch auch in Form anderer Energieformen wirksam werden.
> ▶ Energie fließt dorthin, wo sie gebraucht wird.
> ▶ Durch Beobachtung unseres Verhaltens erkennen wir unseren energetischen Status.
> ▶ Wir fühlen was uns ins Wanken und ins Ausgleiten bringt.

Abbildung 20: **Lebenskraft fließt**

Lebenskraft durchdringt unser gesamtes Wesen. Es gibt offenbar keine isolierte Stelle, in der Lebenskraft präferenziell erzeugt wird, sondern wahrscheinlich hat jede Zelle die Fähigkeit, Lebenskraft aufzunehmen, zu erzeugen und auch zu verbrauchen. Da Lebenskraft überall in uns vorhanden ist, wird sie dort verwendet, wo sie gebraucht wird, und dort auch nachgefüllt, was offenbar einem inneren Automatismus entspricht. Sicher sollen wir der Versorgung mit Energie aus uns selbst heraus den Vorzug geben und nicht darauf warten, dass wir Energie von außen erhalten. Es muss uns bewusst sein, dass die Voraussetzungen Kraft zu haben, in uns selbst liegen müssen, weil wir auch erst dann in der Lage sind äußere Kraftquellen sinnvoll zu benützen. Es versteht sich, dass es für Lebenskraft keine Maßeinheit gibt. Lebenskraft ist etwas, was nicht identifizierbar ist. Wir können Lebenskraft messen, indem wir sie spüren, indem wir unsere Aktivität wahrnehmen. Wir spüren dann wie mutig, aufmerksam und alert wir sind. Wir können auch kinesiologisch einen Eindruck bekommen, wie es um die Lebenskraft von Menschen bestellt ist. Wenn wir anderen in die Augen sehen, brauchen wir eigentlich keine Messung dafür, sondern wir fühlen, wie es um den anderen steht und um uns selbst.

Eine Form von Energie in uns ist die Lichtenergie. Ob Licht die einzige Energieform in unserem Wesen darstellt, ob also die Information von Energie ausschließlich in Form von Photonen in uns vorliegt, ist unklar. Gut nachgewiesen ist, dass Photonen elektronenmikroskopisch an vielen Stellen unseres Körpers nachgewiesen sind und etwas mit dem Vitalitätszustand von Geweben zu tun haben. Es ist wahrscheinlich, dass Photonen die Information von Energie in sich tragen und diese Information auch weitergeben können. Es steht auch geschrieben: «Ihr seid Kinder des Lichtes.» Sehen wir Menschen in die Augen und spüren wir die Strahlkraft, den strahlenden Ausdruck an anderen, so kann uns die Bedeutung von Licht für unsere Strahlkraft sehr wohl bewusst werden, unabhängig davon ob dies eindeutig wissenschaftlich bewiesen ist.

Schließen wir die Augen. Kommen wir zu uns und spüren wir unser Wesen und unser Sein. Stellen wir uns einmal die Frage: «Wie ist meine Haltung zu mir? Welche Beziehung habe ich zu mir? In welchen Aspekten bin ich mit mir verbunden?» Vertrauen in unser eigenes Wesen, in unser Sein ist eine grundlegende sehr bedeutende Haltung uns gegenüber: «Traue ich mir? Kann ich mich auf mich verlassen? Fühle ich mich in mir sicher? Bin ich verwurzelt? Bin ich geerdet? Glaube ich an mich?» Geben wir uns über all diese Fragen innere ehrliche Rechenschaft. Wir können auch unsere Antworten, die wir uns selbst geben, graduieren auf einer Skala von eins bis zehn. Eins: recht wenig, zehn ausreichend, wunderbar. Und nach einer gewissen Zeit, nach einigen Wochen innerer Arbeit, erlauben wir uns erneut diese Innenschau: «Kann ich mir vertrauen, dass ich in die rechte Richtung meines Lebens gehe? Kann ich mir vertrauen, dass ich mir selbst die Wahrheit sage? Tut mir eine ehrliche Antwort, die vielleicht nicht Freude in mir auslöst, weh? Kann ich mir vertrauen, dass ich lösungsorientiert bin? Suche ich in jeder Situation meines Lebens friedvoll die Lösung? Suche ich die Lösung in mir? Kann ich mir vertrauen, nicht auf andere zu projizieren?»

Horchen wir gut in uns hinein und fühlen wir gut in uns. Stellen wir uns alle diese Fragen und hören wir auf die innere Antwort, die wir aus unserem Herzen heraus empfinden. Üben wir das, jetzt gleich und wiederholen wir nochmals. Lernen wir hineinzuhorchen in uns selbst, und fühlen wir dieses Gefühl der innigen Beziehung zu uns selbst. Spüren wir diesen oft krassen Widerspruch in unseren Gedanken, wenn sie kommen, die uns davon ablenken wollen, die uns in Zweifel bringen, ob das, was wir tun, auch sinnvoll ist für uns, die auch unsere Aktivität in Richtung Effektivität und äußeres Tun entsprechend ablenken wollen. Disziplinieren wir unsere Gedanken, entlassen wir sie liebevoll, wenn sie uns nicht mehr dienen.

Dann werden wir spüren, wie unser Herz aufgeht, wie es weich wird, frei und leicht, wie sich Beziehung zu uns selbst eröffnet. Wir werden weich, wir beginnen liebevoll zu uns selbst zu werden, aufmerksam und interessiert. Wir lernen Mitgefühl mit uns selbst zu haben und zu einem weiten und offenen Blick zu gelangen.

Spüren wir: «**Ist Bewegung in mir? Ist Wunsch zur Transformation in mir? Geht dieser Wunsch nach Transformation in alle meine Lebensbereiche? Bin ich mir bewusst was Transformieren für mich heißt, was es bedeutet, mich selbst zu transformieren, mir und meinem Inneren eine andere Form geben, einen anderen Ausdruck, andere Haltungen in meinem Leben in den Vordergrund zu rücken?**» Entlassen wir doch störende und quälende Haltungen in Liebe. Die Erkenntnis der Ursache warum wir diese Haltung haben, lässt uns eine tiefe Kraft spüren. Transformieren: in eine andere Gestalt überführen, zu ändern, etwas Neues zu machen: aus der Trauer Freude, aus der Angst Zuversicht, aus dem Zweifel Standfestigkeit, Überzeugung. All dies sind Entwicklungsschritte, die uns tiefe innere Erfüllung, Freude und damit Kraft geben, und die wir in meditativer Haltung erfolgen lassen können. Vergessen wir nicht: Das Eisen kann erst dann geformt und geschmiedet werden, wenn es durch Feuer glühend gemacht wird. «**Bin ich an meinem Wesen so interessiert, dass ich dafür glühe, dass ich dafür brenne, mich zu ändern, aus mir einen anderen Menschen zu machen?**» Dies zeigt diesen doch fordernden Kreislauf in uns.

Ist wenig Kraft in unserem System, so ist auch wenig Kraft dafür da uns zu ändern und wenig Wärme. Und diese geringe

Kraft ermöglicht vielleicht nur kleine zögernde Schritte, die uns häufig unzufrieden machen und mit der Schnelligkeit der Zeit nicht mithalten können. Dennoch ist der Weg von geringer Lebenskraft bis hin zu strahlend vor Lebenskraft ein langsamer, ein stetig notwendiger, einer der oft nur in kleinen Schritten erfolgt. Das Entstehen von Lebenskraft ist ein ganz subtiler Prozess. Lebenskraft hat so viele Komponenten in uns, wir haben ein so reichhaltiges Programm in uns, so unendlich viele Facetten. Spüren wir uns und arbeiten wir an dem Heben unserer Schätze, suchen und finden wir sie und glauben wir an uns. Je reicher unser Inneres ist, umso mehr können wir auch mit anderen teilen. Bringen wir Aspekte in unserem Inneren zum Schwingen, spüren wir wie leicht unser Leben wird. Je mehr unserer Fähigkeiten wir zur Verfügung und in Verbindung haben, umso größer wird unser Bereich in dem Kraft entsteht. Spüren wir, beobachten wir uns selbst, nehmen wir uns wahr, was wir von uns selbst benötigen. Nehmen wir wahr, dass wir uns selbst genügen und dass uns alles geschenkt wurde, um mit dem, was uns unser Leben bringt auch tatsächlich in Liebe und Friede fertig zu werden.

Lassen wir dieses Gefühl der inneren Sicherheit aufsteigen, dass uns alles gegeben ist, was wir benötigen, wir wollen all das in uns finden. Es ist ausschließlich eine Frage der inneren Haltung uns gegenüber. Und natürlich gibt es dann so extreme Situationen: Spüren wir das Gefühl auf der Flucht zu sein, wenn uns alles genommen wird und wenn wir schutzlos der Gewalt ausgeliefert werden. Spüren wir, was das mit unseren Kräften macht und wie wir dann mit den Grenzen unserer Kräfte konfrontiert sind. Spüren wir einmal Menschen an, die auf der Flucht sind, und denen gegenüber Gewalt ausgeübt wird. Wenn wir uns tatsächlich mit solchen Situationen konfrontieren, so spüren wir wie uns unsere Energie und unsere Lebenskraft schlagartig verlassen. Wir treten in Resonanz mit einer solchen Situation und diese Resonanz in uns erinnert uns an so manches, was wir vielleicht selbst erlebt haben. Dies kann ein mahnendes Beispiel dafür sein, dankbar zu sein für unsere jetzige Lebenssituation und Mitgefühl mit all denen zu haben, die einer solchen Lebensherausforderung begegnen. Halten wir für solche Menschen in besonders fordernden Situationen einen Raum für Zuversicht und Hoffnung, dass sie überleben, dass sie das überstehen, worin sie gerade sind, und halten wir ihnen einen Raum für Mut.

Kommen wir zu unserem Glauben, zu unserem Glauben, dass wir an uns selbst Änderung durchführen können, zu dem Glauben dass wir in uns selbst das gestalten können, was für uns erfüllend ist.

Halten wir einen Augenblick Rückschau in unser Leben: «Welchen Herausforderungen bin ich begegnet? Wie habe ich darauf reagiert? In welchen Situationen habe ich noch Handlungsbedarf zu Versöhnung und zum Ausgleich? Setze ich mich ausreichend mit all dem was durch mich geschehen ist, auseinander? Was kann ich aus so mancher meiner Entscheidungen lernen? Welche Haltungen in mir will ich beibehalten, welche will ich ändern? Was habe ich erfüllt? Woran muss ich noch arbeiten?»

Stellen wir uns ganz einfach die Frage: «Bin ich ein guter Mensch? Versuche ich es wenigstens? Hat diese Haltung Priorität in mir? In welchen Aspekten bin ich in der Tiefe meines Herzens mit mir zufrieden und dankbar? Was ist gut für mich?» Und all dies lassen wir in Ruhe nachschwingen, nehmen wir uns Zeit, diese Fragen in unserem Herzen zu bewegen. Geben wir den Antworten Raum, je schneller, umso größer ist die Wahrscheinlichkeit an der Oberfläche zu bleiben, etwas oder vieles zu übersehen. Atmen wir ruhig und kommen dann in unsere Tagesaufmerksamkeit wieder zurück.

Ende Meditation

IN DER RUHE,
IN DER STILLE LIEGT DIE KRAFT

- ► zu sich kommen
- ► loslassen
- ► sich spüren
- ► gelassen werden
- ► sich annehmen
- ► still werden
- ► ganz da sein
- ► langsam sein
- ► mit sich verbunden sein

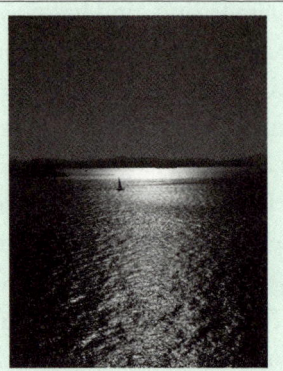

Abbildung 21: **Die Ruhe verbindet uns mit uns selbst**

Spüren wir, was diese Ruhe und diese Stille in uns, mit uns macht. Natürlich können wir Augenblicke der Ruhe in unseren Meditationen erfahren, wenn wir uns zurücknehmen und Zeit nehmen für uns selbst. Und doch sollten wir in unserem normalen Tagesablauf mehr und mehr in Haltungen kommen, in denen wir vollkommen ruhig und still sind, und trotzdem aktiv leben und arbeiten und uns mit dem kreativ auseinandersetzen, was gerade nötig erscheint. Wir werden merken, je ruhiger und je gelassener und je mehr wir in unserer Mitte sind, umso effektiver, umso klarer und eindeutiger wird unser Sinn sein, umso nachhaltiger werden unsere Entscheidungen werden. Spüren wir uns einmal ganz präsent und kommen wir ganz zu uns, dann nehmen wir uns ganz an wie wir sind. Stellen wir Manches von dem, was sich im Laufe unseres Lebens angesammelt hat, ganz einfach zur Disposition und fragen wir uns in solchen Augenblicken der Stille: «Gehört dies noch zu mir? Entspricht das noch meinem tatsächlichen Wesen? Ist das nicht eigentlich etwas Vergangenes, was ich nach wie vor in mir trage und wovon ich mich schon längst hätte lösen können? Erfülle ich nicht Programme, die mir nicht mehr entsprechen? Beschäftige ich mich nicht mit Manchem was eigentlich weder für mich noch für andere erfüllend ist? Bin ich mit meinem Yin für mich und mit meinem Yang für andere tatsächlich in Ausgleich und in Harmonie?»

Meditation: Bewegung in der Stille

Schließen wir die Augen, und kommen wir nun mit geschlossenen Augen in eine tiefe Stille und Ruhe. Lassen wir diese heitere Gelassenheit in uns selbst zu. Werden wir zur heiteren Gelassenheit als eine Grundhaltung, in der wir uns freudig mit uns selbst auseinandersetzen, die uns lächeln lässt, die uns in unser Wesen hinein lächeln lässt, und die uns wohltut. Halten wir die Mitte und lächeln wir. Gehen wir heiter und zärtlich mit uns um. Richten wir unsere Aufmerksamkeit auf die Wirbelsäule und fragen wir uns: «Ist sie biegsam? Ist sie weich? Bin ich beweglich? Bin ich starr? Habe ich mir rigide Grenzen gesetzt? Bin ich unbeweglich?»

Die Wirbelsäule beginnt am unteren Ende unseres Kopfes mit der Halswirbelsäule und erstreckt sich bis zu unserem Kreuzbein, der Verbindung unserer Lendenwirbelsäule mit dem Becken. Halten wir diese heitere Gelassenheit und beginnen wir unsere 7 Halswirbel von innen her zu betrachten und zu spüren. Die Halswirbelsäule trägt unseren Kopf und erlaubt es unserem Kopf sich zu bewegen, zu drehen, zu beugen, ihn zu neigen, ihn zu wiegen, nach vorne, interessiert zu blicken und hinaufzuschauen in den Himmel. Wie ist dieses Gefühl der Beweglichkeit, des Drehens und des Wendens? Wie ist dieses Gefühl in der Halswirbelsäule, dass sie unseren Kopf trägt, den Kopf mit unseren Sinnesorganen des Hörens und des Sehens, des Schmeckens und des Riechens? Wie spürt sich unser Hals an? Lächeln wir in unsere Halswirbelsäule, streicheln wir jeden Wirbel, als ob wir ein Spielzeug in Händen hätten und kleine Kinder wären und eine Puppe streicheln würden oder einen Teddybär. Spüren wir die Bandscheiben zwischen den Wirbeln, spüren wir ob sie gut gefüllt mit Wasser sind und umkreisen wir unsere 7 Halswirbel mit dieser heiteren Gelassenheit, mit der Beweglichkeit. Blicken wir hin: «Wie beweglich bin ich denn in diesem Bereich in meinem Leben? Wie beweglich bin ich in meinem Kopf? Sind meine Gedanken starr? Habe ich Grundsätze, die ich nicht ändere, obwohl ich es eigentlich anders wissen und spüren müsste? Bin ich noch immer neugierig? Bin ich flexibel, nachgiebig in meinen Anschauungen? Bin ich weich in meinem Betrachten? Lasse ich mich anrühren?»

Gehen wir dann weiter in die Brustwirbelsäule. Sie besteht aus zwölf Brustwirbeln. Sie halten unseren Brustkorb, unsere Rippen finden an ihnen Anschluss, und gehen auf beiden Seiten nach vorne bis zu unserem Brustbein. Die Wirbelsäule gibt unserem Brustkorb Halt. Die Wirbel bewegen sich gegeneinander, sodass sich die Rippen bei der Atmung gut bewegen können. Wir können unseren Oberkörper dehnen und strecken und beugen und drehen. Lassen wir wieder heitere Gelassenheit, Lächeln zu. Freuen wir uns an unserem Körper. Lächeln wir in unseren Oberkörper, lächeln wir in unsere Brustwirbelsäule, lächeln wir in unser Herz. «Bin ich flexibel, bin ich frei? Bin ich gelassen, oder hat sich in mir Starre und Unbeweglichkeit und Steifigkeit und Härte und Unflexibilität angesammelt, in meinem Brustkorb, in meinem Herzen, in meiner Lunge? Fühle ich den Rhythmus des Ein- und Ausatmens? Atme ich nur oberflächlich?» Spüren wir uns. Fühlen wir in uns hinein und lösen wir uns von all dem, was uns nicht mehr dient, was wir gerade in diesem Augenblick fühlen, wenn wir so eng mit uns verbunden sind. Fühlen wir wie unser Herz mitreagiert, wie unser Herz zurückzulächeln beginnt zu uns, in dieser unendlichen Liebe, die das Herz für uns empfindet.

Dann gehen wir hinunter in die Lendenwirbelsäule, die die Wirbelsäule mit unserem Becken verbindet. Drehen und strecken wir sie, fühlen wir die Verbindung mit dem Kreuzbein und bewegen wir das Becken gegen die Lendenwirbelsäule. Spüren wir in unseren Bauch hinein, wieviel alte Schlacken, wieviel Zorn und Wut vielleicht in unserer Leber ist, wieviel Angst in unseren Nieren, wieviel wir dort vergessen haben im Laufe unserer Inkarnationen und heiter und gelassen aus uns herauslösen können. Fühlen wir in unsere Beckenregion, den Unterbauch, in die Kreuzbeinhöhle, die nicht umsonst Sakralhöhle heißt – sacer: heilig. «Bin ich frei in meinem Becken, beweglich, kraftvoll? Fühle ich die Kraft in meinem Becken? Empfinde ich diesen Teil meines Körpers, meiner Sexualität, geheilt? Will ich mich aus all dem lösen, was mich hemmt, was mich an meiner notwendigen Entwicklung hindert?» Erlauben wir uns frei und heiter und gelassen zu fühlen, erlauben wir uns durchzugehen durch das, was wir erlebt haben, und es frei zu lassen.

Wieviel Starre und wieviel Stauung und Stagnation hat sich hier angesammelt? Was ist eingefroren, was ist verkrustet? Lassen wir es los, dass es weich wird. Loslassen: alles was nicht hingehört muss gehen. Ein frischer Wind darf in das ganze Wesen kommen, machen wir die inneren Fenster auf und lassen wir neue frische Luft in unser Wesen. Sind wir freundlich, liebevoll, gütig und heiter zu uns und zur Welt.

Ende Meditation

LÖSEN DER MENTALEN ANSPANNUNG

> ► Ich finde meine Stille in mir.
> ► Ich eröffne einen Raum, der mir gehört, ruhig und gelassen betrete ich ihn.
> ► Ich fühle wie die Ruhe in mir sich ausbreitet, mich durchströmt und mir Kraft gibt.
> ► Ich beruhige mich und werde ganz langsam.
> ► Meine Stille lässt mich Antworten finden.
> ► Die Ruhe in mir ist mir heilig.

Abbildung 22: **Affirmationen: Stille**

Lesen wir diese Affirmationen ruhig und langsam und lassen wir die Energie dieser Sätze an und in uns wirken. Denken und spüren wir nichts anderes als dass Stille in uns entstehen kann, dass wir sie finden, dass wir diesen Raum, in dem Stille ist, in uns betreten können. Spüren wir, wie sich die Ruhe und Stille, die in diesem Raum ist, in uns ausbreitet, uns beruhigt, langsam werden lässt, und uns die Möglichkeit gibt Antwort in uns zu finden, Antwort auf die vielen Fragen, die wir uns immer wieder stellen wollen und müssen. Dies ist ein heiliger Zustand, ein heilsames Erleben unseres Selbst.

Finden wir diese Stille in uns. Gehen wir mit unserer Aufmerksamkeit in unsere linke Gehirnhälfte, dort wo unsere Gedanken entstehen, die uns antreiben. Lassen wir die Anspannung, die Fokussierung dieses Bereiches unseres Gehirns ganz langsam in ihrer Aktivität hinuntersinken, und spüren wir nichts anderes als unser linkes Gehirn. Und atmen wir dorthin, bis dort Stille eintritt, bis von dort auch keine Gedanken mehr kommen. So können wir solche hyperaktive und hypernervöse Zustände, die uns oft quälen, regulieren. Und immer wieder hinatmen und die Ruhe finden und mit dem Atmen unsere Aufmerksamkeit ganz liebevoll und leicht darauf lenken und aussteigen aus der Schnelligkeit, der Hast, der Anspannung und den Aufgaben des Tages, die oft so viele sind, dass wir glauben, sie gar nicht bewältigen zu können.

Wenn das Herz zu schnell schlägt, es aus irgendeinem Grund aufgeregt ist, richten wir unsere Aufmerksamkeit auf das Herz, atmen wir hin, finden wir die Stille, werden wir ruhig und langsam, bis dieser Zustand einkehrt in uns, der sich scheinbar so wie leer anfühlt. Und bleiben wir so lange in diesem Zustand, bis wir uns wohlfühlen, bis wir unserem System die Möglichkeit geben, Kraft zu rekonstituieren, Kraft zu erzeugen, weil in der Stille unsere Kraft liegt.

Es gibt Situationen, in denen wir aufgeregt oder furchtsam sind, Angst haben, traurig oder enttäuscht sind. Diese Emotionen werden uns bewusst in unserer rechten Gehirnhälfte, werden oft festgehalten im Genick, im Nacken, und auch in den Nieren und im Herzen. Lenken wir die Aufmerksamkeit dorthin, finden wir Stille. Treten wir in Kontakt mit diesen Bereichen, fragen wir nach der Ursache für unsere Emotionen, wo sie festgehalten werden und wie sie befreit werden können.

Lenken wir auch unsere Aufmerksamkeit dann auf unseren Bauch, in dem so viele Emotionen entstehen, die uns dann über die rechte Gehirnhälfte bewusst werden. Wenn wir das Stillsein in uns lernen, trainieren und mit großer Aufmerksamkeit und Leichtigkeit kultivieren, kommen wir in einen Zustand, in dem

wir schließlich sagen: «*Was auch immer geschieht, ich bin still, gelassen, ruhig und dabei stark, und mutig. Ich werde mit dieser Situation fertig, ich kann sie meistern. Ich entscheide in Situationen der Herausforderung auch für mich recht und passend.*»
Nochmals sich anspüren, das Gehirn anspüren, wie ruhig es ist. Und das Herz anspüren.

Die zweite Affirmation mit der wir uns beschäftigen wollen, lautet: «*Ich eröffne einen Raum, der mir gehört, ruhig und gelassen betrete ich ihn.*»

Wir können solche virtuellen Räume, die wir nach bestimmten Kriterien und Aspekten einrichten, überall in uns erschaffen. Einen solchen Raum eröffnen wir in unserem Herzen. Wir richten unsere Aufmerksamkeit auf unser Herz und tun genau das, was diese Affirmation meint: Wir lassen in uns einen virtuellen Raum entstehen, der nur in unserer Vorstellung, in unserer Aufmerksamkeit besteht, und richten unsere gesamte Konzentration darauf, bis dieser Raum zu unserer Wirklichkeit wird. Solche Räume entstehen in uns automatisch, aber ohne dass wir es wissen oder es uns bewusst wird. Wann auch immer wir uns auf etwas besonders stark fokussieren oder mit einem Aspekt besonders stark konfrontiert werden, entsteht ein energetischer Raum: Wenn wir in einem angstvollen Zustand sind oder in einem traurigen, so entsteht dieser Raum der Angst oder der Trauer in uns, weil wir unsere ganze Aufmerksamkeit auf diese Emotion richten, weil diese Emotion unsere gesamte Aufmerksamkeit so stark anzieht, dass wir ihr wie gebannt folgen. Dieser Raum hat dann eine so starke Anziehung, dass wir in solchen Augenblicken gar nichts anderes denken oder fühlen können, sondern nur Angst oder Trauer. Dann befinden wir uns als Ganzes in einem solchen Raum, der Kraft von uns fordert, und aus dem wir nur schrittweise und oft mühsam wieder herauskommen. Ein solcher Raum der Angst oder Trauer entsteht in uns, weil wir mit einem

Trigger in unserem Leben konfrontiert sind, der diesen Raum in uns erschafft und öffnet, ohne dass wir uns dies wünschen oder wollen. In der Angst oder Trauer zu verharren ist eine Situation, ein Zustand der uns ja keine Freude macht, sondern der uns fordert. Bewusstermaßen können wir jedoch auch solche Räume in uns selbst bewusst gestalten, wenn wir ausreichend Energie dafür verwenden und eine klare Vorstellung dafür besitzen, was wir in diesem Raum erschaffen wollen, wie wir diesen Raum ausstatten wollen und was in diesem Raum geschehen soll.

In dieser Affirmation nun gestalten wir einen Raum der Stille und der Ruhe in unserem Herzen. Wir ziehen unsere gesamte Aufmerksamkeit und unseren Fokus auf unser Herz, beruhigen unser Wesen, werden langsam und spüren unseren Atem, wie wir Luft ansaugen. Wir beobachten wie sich diese Luft in unserer Lunge ausbreitet und wie wir sie ausatmen, und werden langsamer und langsamer. Wir verwenden dafür keine Kraft, sondern lassen diesen Raum entstehen, lassen ihn weit werden und gehen mit unserer Aufmerksamkeit ruhig und gelassen in diesen Raum. Weil uns dieses Gefühl – wir selbst zu sein – völlig ausreicht. Es gibt kaum Augenblicke in unserem Leben, die so schön sind, wie wenn wir in unserem liebevollen Herzen zur Ruhe kommen, uns in diesem Herzen ausbreiten, wenn unser Herz frei wird und dann frei ist, und wenn wir mit unserem Herzen in Kommunikation eintreten können.

Wenn wir Fragen haben, dann können wir unser Herz fragen und unser Herz wird uns unsere Fragen beantworten. Wir können fragen woher Angst und Trauer in unserem Herzen kommen, was deren Ursache ist, wenn wir es nicht wissen. Wir können fragen, wie wir in die Selbstliebe, in die Kraft uns zu lieben kommen und welche Ursache es hat, dass wir uns nicht lieb haben können. Wir öffnen einen Raum, der uns gehört, der nur für uns reserviert ist, wir betreten ihn, und sind mit uns verbunden, ganz eng, ganz tief. Es ist ein Ort des Wohlfühlens, oder auch des Schmerzes, wenn wir ihn empfinden, ein Ort der Auseinandersetzung mit uns, der inneren Arbeit, der Klärung und letztendlich der Heilung. So können wir jeden Raum in uns eröffnen, mit welchen Aspekten, zu welchem Zweck wir auch immer wollen. Jeder Raum ist anders, hat eine andere Qualität. Wenn wir uns auf eine solche Ebene begeben, spüren wir ganz genau, was wir tun müssen, welchen hohen Sinn innere Räume besitzen, welch wunderbare Heilerlebnisse wir in uns selbst erleben können. Wenn wir auf dieser Ebene mit uns kommunizieren, finden wir die Antworten unseres Lebens.

Und während wir dieses Manuskript lesen, nehmen wir uns die nächste Affirmation her, die völlig selbsterklärend ist, nämlich dass sich dieses Gefühl der Ruhe und des Friedens und der Stille über unser Sein ausbreitet, uns durchströmt und Kraft gibt. Das Wesen solcher Affirmationen ist wie gesagt nicht, dass wir sie mitdenken und nachdenken, sondern dass wir spüren und in uns dieses Gefühl entsteht, was diese Affirmation meint. Dass wir uns in einen Zustand bringen, der für uns heilsam und kraftspendend ist, dass wir diese Kraft der Ruhe fühlen, dass wir also so Kraft entstehen lassen können in uns, wann auch immer wir wollen. Je öfter wir uns solche Affirmationen mantrahaft vorsagen, laut für uns, in Stille und in tiefer Kontemplation, umso tiefer werden wir die Meinung dieser Affirmation in uns auch umsetzen können. Spirituelles Training, energetische Übungen, oftmaliges meditatives Auseinandersetzen ändert unser Wesen und führt uns in die Freude. Es kommt auf uns an.

«Die Ruhe in mir ist mir heilig.»

Das dauert einige Zeit, bis wir die Heilsamkeit der Ruhe in unserem eigenen System spüren, bis wir überhaupt Heilsamkeit spüren, die Heilkraft spüren, die von der Ruhe ausgeht. Das ist der Sinn.

Hin und wieder sind wir ja in einem Zustand, wo wir das, was wir für uns brauchen, NICHT finden: aus den verschiedensten Gründen. Wir sind zu unruhig, oder wir haben ganz einfach keinen Zugang, wir können uns auf diese Energie nicht einschwingen. So gibt uns eine solche Affirmation die Möglichkeit, Zugang zu uns selbst zu erhalten. Innere Heilung entsteht eben durch Zuwendung zu uns in der Stille, wenn wir uns in diesem Zustand völlig entspannt und leicht auf innere Heilung fokussieren. Jede dieser Affirmationen hat eine gewisse Bedeutung für uns: «*Stille lässt mich Antworten finden.*»

Wie oft fragen wir uns, und erhalten keine Antwort, weil wir nicht in der Haltung sind, unsere leise innere Stimme wahrzunehmen. Wenn wir eine Frage haben, quälen wir uns manchmal in der Nacht, und können nicht zur Ruhe kommen, weil wir um Antwort, Erklärung, Klarheit ringen und diese nicht in uns entstehen will. Die Ursachen können mannigfaltig sein: Wir sind zu aufgeregt, zu emotional, projizieren das Erlebte nach außen, oder wollen kein Verständnis dafür aufbringen, dass wir Anteil an dem Erlebnis haben. Wenn wir nun eine solche Affirmation bereit haben, diese oftmals rezitieren, und unsere Aufmerksamkeit ganz darauf richten, worauf es ankommt, nämlich auf die Stille, dann werden wir auf die Frage in dieser Stille die Antwort bekommen. Wir erhalten dann keine Antwort, wenn wir die Antwort so sehr erwarten, so sehr danach gieren, dass die entsprechende Energie nicht entstehen kann. Erst wenn wir diese Erwartungshaltung loslassen, und uns für jede Antwort, die kommt, öffnen, wird die Botschaft zu uns gelangen.

Wir können nicht mehr tun. Das ist der Zugang. Und dort ist auch die Lösung. Wenn wir die Antwort nicht wissen, können wir uns damit abfinden und sagen: «*Das weiß ich nicht. Das kann ich nicht. Das will ich nicht. Das freut mich nicht*», oder wir sagen: «*Das weiß ich. Das will ich. Ich will in ein Lösungsgespräch oder in eine Lösungsbeziehung mit mir selbst eintreten. Ich fühle die Antwort in mir und ich will sie bekommen.»* Dafür benötigen wir Werkzeuge. Und diese Stille ist ein Werkzeug, das uns Kraft gibt. Diese Stille gibt uns innere Kraft. Wir benötigen initial ein wenig Kraft dazu, für die Absicht, dass wir die Aufmerksamkeit dorthin richten. Auch Aufmerksamkeit benötigt Kraft, jeder energetische Vorgang benötigt natürlich Aufmerksamkeit. Dann jedoch gibt sie uns viel mehr Kraft als wir primär für den Impuls aufgewendet haben. Es ist wesentlich, dass wir das verstehen. Wenn wir ganz traurig sind, können wir den Impuls oft nicht setzen, und verharren in der Trauer. Versetzen wir uns dann so lange ganz bewusst in beglückende und berührende Situationen aus unserer Vergangenheit, dass wir wieder Hoffnung am Horizont sehen, dann kommen wir so aus dieser scheinbar trostlosen Lage heraus.

Lassen wir das einmal auf uns wirken: diese Ruhe, die so notwendig ist, die Stille, die oft so dicht und voll ist, so gar nicht leer. Wir kommen dann nicht hinein, wenn wir von ihr getrennt sind, wenn wir Angst vor der Stille in uns haben, wenn wir sie nicht in uns geschehen lassen können. Das mag banal klingen: In den Frieden, in die Ruhe kommen wir dann nicht, wenn wir von beiden innerlich getrennt sind. Konfrontation mit uns selbst kann uns schon Angst machen, doch Flucht vor uns selbst ist keine Lösung.

TRENNUNG: DAS EGO – DAS ALTER EGO

Es stellt sich nun die Frage, was uns davon trennt, in die Ruhe und in die Stille zu kommen, was uns überhaupt von dem was wir anstreben, was uns gut tut, uns nährt und heilt, letztendlich von dem was und wie wir tatsächlich sind, also von unserer inneren Wahrheit und Weisheit trennt. **«Was hält uns in dieser Unruhe und Hast und in der Geschwindigkeit unseres Lebens gefangen?»** Friede, Achtsamkeit, Sorgfalt, Demut, Aufmerksamkeit sind Aspekte, die uns in unsere ruhige Gelassenheit führen. Unser Ego, unsere Persönlichkeit, die im Laufe dieses und früherer Leben entstanden ist, und die all das, was wir an Schmerzhaftem erlebt haben und noch auf Heilung wartet, beinhaltet, ist jedoch nicht kontinuierlich mit den wunderbaren Aspekten unseres wahren Seins verbunden, sondern sagt: *«Ich will mich ausleben, genießen. Ich liebe es, mich schnell zu bewegen, zu erleben. Ich will laufen, meinen Willen durchsetzen. Ich will recht haben. Ich will besitzen, vielleicht sogar beherrschen. Ich will Macht ausüben, Profit haben, mehr haben als andere. Ich will das alles zeigen, was ich besitze.»* Das Alter Ego, das wahre Wesen unseres Seins antwortet: *«Nein, Du musst nicht alles erleben. Du musst das erleben, was für Dich notwendig ist, was Dich weiterbringt, was Dich in Deiner Entwicklung fördert. Erfahre und erkenne, was Klarheit in Dir erschafft, was Dir Dein Wesen erklärt, was Dir zeigt, wo Du verwundet bist. Du sollst das erleben, damit Du Anhaltspunkte bekommst, womit Du Dich noch auseinandersetzen musst. Vergiss nicht, alles Materielle ist geborgt, Du musst alles zurückgeben.»* Diese sehr oft gegensätzliche Haltung des Ego und des Alter Ego macht die

Spannung unseres Lebens aus, erzeugt Karma, lässt uns entwickeln, lässt uns Schmerz empfinden und auch großes Wohlbefinden, tiefes Ruhen in uns selbst. Und wenn wir das, was uns von unserem wahren Sein, von unserem wahren Wesen trennt, wahrnehmen, erkennen und lernen es zu benennen, dann können wir lernen, diese inneren Herausforderungen anzunehmen wie sie sind, und sie als Teil unseres Seins liebevoll akzeptieren. Wir lernen die tiefe Freude an unserem wahren Selbst kennen und die kurzlebige Befriedigung, wenn wir dem Ego nachgeben und erleben schließlich auch die schale Enttäuschung danach. So lernen wir schließlich, das Nötige in der Heilung loszulassen, und erleben, in einem solchen Prozess eine um die andere Entwicklungsstufe zu erreichen.

Unser Ego ist nicht böse, es ist wie es ist, wie es geworden ist, und wir erleben es. Wir sind mit ihm verbunden und haben kontinuierlich die Möglichkeit der Änderung. Unser Ego ist das Resultat von all dem, was wir im Laufe unseres Seelenlebens erlebt haben. Es beinhaltet Aspekte von denen wir nicht in der Lage waren sie zu heilen, Aspekte die tief in unserem Unterbewusstsein verborgen sind und die trotzdem unser Leben beeinflussen, Aspekte die wir uns oft gar nicht erklären können, dass wir danach leben. Es sind Erfahrungen, die durch uns entstanden sind als Täter, und solche, die wir als Opfer erlitten haben. Sagen wir nicht: «*Ich will mit meinem Ego nichts zu tun haben.*» Das Ego ist ein Teil unseres Selbst, den wir akzeptieren, annehmen und lieben dürfen und der nur auf Heilung wartet. Wenn wir das Ego nicht wahrhaben wollen, es abspalten, so tun als gäbe es es nicht, dann kann es sich der Heilung entziehen und so bleiben wie es ist.

Wenn wir wollen, wissen wir ganz genau, was unser Ego will. Das Ego fordert manchmal, das Ego ist eifersüchtig, das Ego ist hin und wieder neidisch, das Ego will mehr besitzen und vielleicht beherrschen. Wir spüren dass wir diesem Ego nachgeben, wenn wir kraftlos sind, von Instinkten beherrscht, von Emotionen, die uns treiben, von dem Gefühl des eigenen Mangels. Oft können wir uns gegen das Ego nicht ausreichend wehren, oft auch weil uns Wahrnehmung und Erkenntnis ganz einfach fehlen. Das Ego setzt uns unter Druck, es nimmt uns Kraft und gibt uns keine und sagt: «*Das will ich auch noch haben. Das muss auch noch sein. Das kann ich mir erschaffen wenn ich das will.*»

Und dann ist im Gegensatz zu dem, was noch auf Heilung wartet, unser wahres Selbst, unser wahres Sein, das den schon geheilten Aspekten entspricht, das uns glücklich macht, das liebevoll ist und friedvoll, das uns Freude schenkt, das kraftvoll ist, wunderbar, gütig, aufmerksam und demütig. Wir dürfen uns an diesen Haltungen erfreuen und sie nähren, wir dürfen sie leben und mit anderen teilen.

Die Unterscheidung zwischen Ego und wahrem Sein, also alter Ego, ist eine Frage unserer Aufmerksamkeit, unserer Klarheit, letztendlich eine Frage unseres spirituellen Bewusstseins. Je klarer wir Aspekte unseres wahren Seins an uns erkennen, und je eindeutiger und offener wir Forderungen als vom Ego kommend identifizieren, je eindeutiger wir uns Schritt für Schritt von unserem Ego loslösen und die Ursachen für bestimmte Haltungen an uns heilen, umso freudvoller und glücklicher wird unser Leben sein. Es wird uns schrittweise bewusst, dass uns das Ego letztendlich nicht glücklich macht, sondern auf die eine oder andere Weise quält und freudlos macht und frustriert. Wenn wir aus der Bewertung unseres Lebens heraustreten und alles was wir erleben, als Erfahrung erkennen, auf dem Wege der Erleuchtung unseres Bewusstseins, dann werden wir zu unserem wahren Selbst sagen können:

«Löse mich aus meiner Vergangenheit und bringe mich als ganzes Wesen dazu mich zu heilen. Bring mich dorthin wo ich glücklich und freudvoll leben kann. Schenke mir Erkenntnis, lasse mich Ruhe

*finden und Gelassenheit, gib mir die Kraft Dich in mir zu finden und
alles andere an mir wahrzunehmen und zu heilen. Ich fühle, das ist
meine vorgründige Lebensaufgabe.»*

Dann wird unser wahres Selbst im Mitgefühl antworten: «*Ich
helfe Dir, dennoch ist es Dein Lebensweg, mich zu finden. Ich bin
doch ein Teil von Dir. Dennoch musst Du es Dir ansehen, was an
Dir zu heilen ist und musst Deine Schritte machen. Ich bin in Dir
und gebe Dir die Erkenntnis für die Leitlinie Deines Lebens. Es
ist der Weg in Deine spirituelle Meisterschaft, der durch bewusste
Schritte und Entwicklung gegangen wird.»*

Häufig spielt Angst in diesem Zwiespalt unseres Lebens eine
große Rolle. Sind wir von der Liebe, von der Hoffnung, vom
Glauben an uns getrennt, getrennt auch von unserem Selbstwert
und unserem Selbstbewusstsein, so tritt Angst in unser Leben
ein: Angst davor, allein zu sein, nicht gut genug zu sein, nicht
genug zu besitzen verglichen mit anderen, bestimmte Dinge
wieder nicht zu schaffen, zu wenig zum Leben zu haben. Angst
ist ein Ausdruck unseres Egos. Und das Ego will dann andere
beschuldigen, es will projizieren, es will nicht zugeben, dass es
Angst hat, dass es traurig ist und enttäuscht, und sieht die Klärung nicht in sich. Das Ego kann seinen Anteil an der Heilung
nicht wahrnehmen. Doch unser wahres Selbst sagt: «*Alles was
Du erlebst, hast Du kreiert. Du hast es erschaffen, weil Du so bist,
weil Du diese Erfahrungen gemacht hast. Das ist nicht böse, nicht
gut, sondern es ist und Du hast die Verantwortung für alles, was
durch Dich geschehen ist. Sieh Dich an, und ergreife die Chance
Dich zu lösen aus der Projektion und Dich so zu erkennen wie Du
bist. Sei ehrlich zu Dir, denn dann wird Dir alles gelingen, was Du
willst, denn Du hast die göttliche Schöpferkraft, den Schöpferplan in
Dir. Was Du erlebst ist Erfahrung, werte sie nicht, sondern nimm
diesen Teil an Dir, der mitverursacht hat. Erkenne, was es ist, und
mach Dich auf zur Heilung.»*

Für alles, was wir erleben, sind wir verantwortlich. Alles was wir erleben, gehört zu uns, zu niemand anderem. Wir erleben das Wunderbare, das unserem wahren Sein entspricht, unseren Lebensfluss, und wir erleben das Schreckliche und das Schmerzhafte, das unser Wesen so ändert und durch das Ego entstanden ist. Wenn wir dies auf einer rationalen Ebene betrachten, so wird unser mentales Sein mit dieser Erklärung zufrieden sein. Unser mentales Sein wird das verstehen, es wird uns dazu ansporen unser Ego mit all der Problematik, die das Gehirn versteht, anzunehmen und zu akzeptieren. Es wird verstehen dass in unserem Ego unsere Vergangenheit liegt, das was wir einmal erlebt haben, worauf wir nach wie vor fixiert sind. Wenn unsere Gedanken uns ansporen, dass wir zu uns sagen: «*Ich verstehe Dich gut, mein Ego. Ich weiß dass Du so reagierst, weil es im Wesen abgespeichert ist. Ich weiß warum Du so bist. Und ich weiß dass Du Heilung benötigst*», dann haben wir einen großen Schritt getan.

Ein Teil unseres Emotionalkörpers ist Ego. Dieser Emotionalkörper ist eben Produkt unserer Vergangenheit und beeinflusst wie wir reagieren, worüber wir noch traurig sind, wovor wir noch Angst haben, wovon wir uns zurückgewiesen, nicht angenommen und geliebt fühlen, was uns ausgrenzt. All das hat sich festgesetzt in unserem Sein, auf allen Ebenen von der körperlichen Ebene bis zur spirituellen. Und wir sind dann vielleicht emotional auch von Gott enttäuscht «wenn wir in gutem Glauben seherisch tätig waren» oder als heilende Frau, und dann umgekommen sind, verbrannt wurden. Die Erfahrungen sind abgespeichert in uns und bestimmen die eine oder andere Entscheidung maßgeblich. Die Erkenntnis daraus ist, dass wir das, was wir erlebt haben nicht emotional abspalten, sondern integriert lassen, an uns selbst wahrnehmen und die Zusammenhänge erkennen und all diese Erlebnisse heilen. Wenn wir die Erfahrungen als das gelten lassen was sie sind, nämlich Vergangenheit, die uns geformt hat, mit der wir uns versöhnen dürfen und versöhnen müssen, werden wir uns nicht mehr bewerten oder verurteilen. Die Aufrechterhaltung von Mustern und Programmen, die wir aufgrund unserer Vergangenheit halten und nach denen wir leben, verbraucht viel Kraft, diese Muster verbrauchen Lebensenergie. Ein Leben in Angst und Trauer, Verwirrung und Eifersucht, Gier und Hass ist abgesehen von dem fehlenden Glücksgefühl energetisch außerordentlich fordernd. In hellen Momenten sagen wir zu uns: «*Noch immer reagiere ich kurzsichtig, neidisch, gierig, von Angst getrieben, von Trauer durchdrungen. Warum kann ich mich nicht ändern? Ich glaube ich arbeite zu wenig an mir!*»

Ja, manche sind oft getrieben von Macht, von Hass, von Fanatismus, getrieben von Aspekten die mit der Entwicklung der Menschheit, mit der Freude, dem Wunsch nach Frieden und Liebe gar nichts zu tun haben. Und es gilt, all dies nicht zu verurteilen, sondern mit großem Blick die inneren Haltungen unseres wahren Selbst zu kräftigen und all das, was uns davon trennt, in uns zu heilen. Damit tragen wir unseren Teil an der Heilung der Menschheit, der Heilung des Planeten bei.

In manchen Bereichen ist die Menschheit emotional in den Kinderschuhen. Wenn einer ein Auto hat, ein kleines Spielzeugauto, so will es der andere auch haben, und sagt: «*Ich will haben was Du hast.*» Und später geht es dann nicht mehr um Spielzeugautos, sondern um Länder, um Erdölquellen, um Absatzmärkte, als ob das ein Unterschied wäre.

Beginnen müssen wir alle an uns selbst. Affirmationen sollen uns bekräftigend kontinuierlich mit dem verbinden, was uns unserem wahren Selbst näher bringt. Täglich einige Minuten, zweimal am Tag, uns selbst mit uns in Ruhe und Stille zu verbinden und ruhig werden, langsam werden und die Heilkraft spüren.

Wenn wir die Heilkraft spüren, lassen wir sie überall dorthin fließen wo wir sie benötigen. Heilkraft wird uns in die Lage versetzen, alles das, was uns trennt von unserem wahren Selbst, was unserem Ego angehört zu identifizieren und schrittweise zur Lösung zu bringen.

▶ Bin ich
– von mir getrennt?
– von meinem Leben?
– von meinem DU?
– von meinem Herzen?
– von meiner Lebensaufgabe?
– von meiner Berufung?
– von meinem Seelenauftrag?
– von meiner spirituellen Aufgabe?
– von meinem wahren Selbst?

Abbildung 23: **Trennung**

Der Spiegel, den wir durch unser Leben, durch unsere Umwelt, durch unser Umfeld erhalten, ist für uns eine unendlich wichtige Information, denn das Leben spiegelt unser Wesen in eindeutiger Art und Weise. So geben wir uns Antwort auf die Frage, in welchen Aspekten wir in Verbindung mit uns sind, und wo wir getrennt sind von unserem Leben, von unserem Herzen, von unserer Lebensaufgabe. Fokussieren wir uns einmal auf den vierten Aspekt: die Trennung von unserer Lebensaufgabe. Fragen wir uns einmal: «Wie lebe ich eigentlich? Weiß ich wofür ich hier bin? Weiß ich warum ich mit so gewünscht habe, um diese Zeit auf diesen Planeten zu kommen? Bin ich mir bewusst, dass dies ein großes Geschenk ist, hier und jetzt inkarniert zu sein? Ist die Beschäftigung mit meiner Lebensaufgabe überhaupt ein Thema für mich? Lebe ich bewusst in dieser Zeit, erfüllt davon Gutes zu tun, meine Entwicklung zu fördern, andere bei ihrer Entwicklung zu unterstützen, Notwendiges zu erkennen, Sinnhaftes zu tun? Beschäftige ich mich ausreichend mit den Grundsatzfragen meines Lebens, weil dieses Verständnis wichtig ist für mich?»

Natürlich kann uns dabei bewusst sein, dass wir sehr vieles von dem was wir auf Seelenebene schon einmal gewusst haben, vergessen haben, oder uns im Lauf des Lebens hätten erarbeiten können, noch nicht getan haben. Es kann uns bewusst werden, dass wir im Zuge der Inkarnation bestimmte Verbindungen zu unserer göttlichen Wesenheit verloren haben und uns diese schrittweise erarbeiten müssen. Jedoch ist genau das die Herausforderung unseres Lebens. Wir sind stark durch die Anziehungskraft der Erde hierher gebunden, und es braucht ausreichenden Fokus und Aufmerksamkeit, unsere Lebensaufgaben zu erkennen und diese auch tatsächlich zu erfüllen. Diese Erkenntnis ist eine schrittweise, und begleitet uns mit unterschiedlichen Themen durch unser gesamtes Leben. Die Beantwortung all dieser Fragen mag manchmal als fordernd empfunden werden. Trotzdem werden wir nicht um diese Beschäftigung mit uns selbst herumkommen, wollen wir uns weiter entwickeln.

Meditation: Trennung und Verbindung

Atmen wir ruhig und entspannen wir unseren Körper, lassen wir die Spannung der Muskeln und Gelenke los, und kommen wir, wie wir es gelernt haben, in unsere Stille. Wir wollen Verbindung erkennen, erleben und fühlen, Trennung wahrnehmen, um mit dem wovon wir getrennt sind und was wir für unser Leben als Ressource benötigen, Verbindung erschaffen.

Verbindung ist die Voraussetzung zur Heilung. Verbindung bedeutet die wertfreie liebevolle Akzeptanz von allem, was in mir ist. Was auch immer es ist, welche Entscheidungen ich auch immer getroffen habe, was auch immer ich erlebt habe: «*Es ist mein Leben. Ich will es umarmen, um es an mir heilen zu können. Erst wenn ich es als Meines untrennbar zu mir Gehöriges akzeptiert habe, habe ich Zugang zu ihm, zu meinem Leben. Ich kann nicht fliehen vor mir und nicht vor meinem Leben. Es hilft nicht bestimmte Aspekte auf andere Menschen zu projizieren. Ich kann nicht ausweichen. Ich will und muss einen Schritt weitergehen in Erkenntnis und Akzeptanz der Sinnhaftigkeit dessen, was ich erlebe, wie ich bin, was mich behindert, was mich befreit. Erst die Beschäftigung mit mir, mit meinem Leben kann mich so ändern, dass ich eine Stufe auf dieser Jakobsleiter hinaufsteige, indem ich alle abgespaltenen Aspekte meines Lebens, die ich an mir nicht wahrhaben will, integriere und heile. Ich fühle diesen unbedingten bewussten Wunsch in mir, verbunden zu sein, verbunden zu sein mit allem was ich erlebt habe, ohne es zu beurteilen oder gar zu verurteilen.*» Spüren wir das ganz tief in uns: uns nicht zu beschuldigen, nicht zu schämen, nicht Erklärung finden wollen, Ausflüchte oder Ausreden. Lassen wir dies geschehen, nehmen wir das eben Gesagte an, es ist ein großer Akt der Selbstbefreiung. «*Ich erhebe mich ganz einfach in der Mitte über die Situation hinaus, und gebe mir Klarheit darüber, warum so manches geschehen ist, und was ich daraus zu lernen habe.*» Und ich darf mir sagen: «*Ich habe nicht versagt. Ich bin nicht schuld. Ich bin nicht böse. Ich habe nichts falsch gemacht, sondern ich bin in manchen Aspekten getrennt von Erkenntnis, von Sinnhaftigkeit. Ich gehe durch Erfahrungen und will aus dieser Erfahrung lernen. Ich gehe durch die Erfahrung dessen, was durch mich entstanden ist. Ich mache die Konsequenz wieder gut, indem ich mich mit anderen ausgleiche und mich selbst mit mir versöhne. Ich heile das an mir, was die Ursache für meine Handlungen, Ursache dafür ist, dass ich so und nicht anders gehandelt habe. Vielleicht habe ich oft auch nicht anders handeln können. Es darf mir bewusst sein, dass alles, was durch und in mir geschieht, eine Ursache hat. Erst wenn die Ursache für so manches, was durch mich entstanden ist, geheilt ist, kann ich mich weiter entwickeln, kann ich einen Schritt weitergehen.»*

Verbindung ist eine Kraft, und Verbindung braucht Kraft. In die Verbindung zu kommen benötigt Kraft in Form von Anziehung, Aufmerksamkeit, Disziplin, Konzentration, Erkenntnis. In Verbindung zu sein schenkt uns Kraft durch Wohlbefinden, Freude, Lebensweisheit. Stellen wir uns einen Baum vor: Wie verhalten wir uns dem Baum gegenüber, mit dem wir uns verbinden wollen, dass wir seine Kraft spüren können? Die Antwort ist: Wir gehen hin und umarmen ihn. Wir spüren den Baum, spüren die Umarmung, wir spüren den Baum in seiner Kraft und in seiner Weisheit, in seinem energetischen Ausdruck. Vielleicht ist das manchen gar nicht bewusst, wie schön das sein kann, wie erfüllend. Vielleicht ist manchen nicht bewusst, dass ein Baum energetisch etwas ausdrückt, in sich selbst bestimmte Aspekte speichert, mit denen es sich lohnt zu verbinden.

Genauso sollten wir uns mit unserem Leben und mit allem, was wir in unserem Leben erlebt haben, verhalten: Wir sollten es umarmen. Wir sollen unsere Emotionen und das Ego umarmen, nicht um sie zu behalten, sondern um sie loslassen zu können. Wir dürfen unseren Körper umarmen. Umarmen wir uns selbst. Spüren wir, wie sich diese Umarmung des eigenen Wesens anfühlt. Spüren wir die Nähe zu uns und wie wir sie empfinden, ob sie uns glücklich macht, ob sie uns Angst einflößt, ob wir in der Umarmung Vertrauen spüren oder Abweisung: **«Habe ich belastende Erfahrungen mit mir selbst gemacht, die die Freude der Nähe mit mir verhindern? Drücke ich etwas aus, halte ich Energien in mir, die es mir so schwer machen, mir selbst nahe zu sein? Lehne ich Aspekte in mir ab, die mich von mir selbst** trennen? Habe ich so belastende Erfahrungen mit mir gemacht, dass ich mir nicht vertrauen kann?» Spüren wir, wie es sich anfühlt, mit unserem ganzen Wesen ganz tief verbunden zu sein, alles an uns anzunehmen, alles an uns zu akzeptieren, das eine zu lieben und das andere loszulassen.

Spüren wir die Kraft, die durch unser Wesen fließt, wenn wir verbunden sind. Söhnen wir uns mit allem aus, was durch uns geschehen ist, ohne es zu beurteilen. Holen wir es in unseren Raum. Es gehört uns, es ist durch uns entstanden, wir bringen es wieder in Ordnung, denn wir haben die Verantwortung dafür. Das gibt uns Glaube und Vertrauen und Hoffnung. Spüren wir das, spüren wir wie es uns kräftigt und wie es uns stärkt.

Lassen wir jede Reaktion in unserem Wesen zu. Lassen wir Ablehnung zu. Lassen wir zu, dass wir manches, was durch uns geschehen ist, erklären, darstellen, Entschuldigungen suchend aussprechen. Lassen wir es da sein, dass wir Ausreden suchen, und dass wir projizieren. Doch belassen wir es nicht bei dieser Haltung. Erklären wir uns, dass im Rahmen der Schöpfung, im Rahmen der Polarität Licht und Schatten entstanden ist. Wir haben den freien Willen erhalten und konnten und können uns zwischen Licht und Schatten entscheiden. Wir haben uns immer wieder für eines von beiden entschieden, oft ohne uns der Konsequenz bewusst zu sein. Dies ist Teil unserer Schöpfung. Die Schöpfung wertet nicht. Die Schöpfung verurteilt nicht, sondern sie sagt: *«Das was Du erlebst ist Teil Deiner Schöpfung.»* Es darf und es muss den Schatten in uns geben. Es darf und muss schattenhafte Entscheidungen geben, um das Licht zu erreichen. Umarmen wir uns fest. Lassen wir nicht locker. Sagen wir: *«Der Schatten gehört zu mir. Ich will solange ich lebe diesen Schatten an mir heilen, und alles was in mir ist mit Licht durchfluten, bis ich dem Licht nichts entgegensetze.»*

Lassen wir das Licht kommen, das starke wunderschöne strahlende heilende Licht in uns. Und lassen wir den Schatten mit dem Licht unserer Erkenntnis, mit dem Licht unserer Aussöhnung auflösen.

«Mein Licht löst meine Erwartungshaltungen auf. Mein Licht löst meine Begrenzungen auf. Mein Licht löst meine Muster auf. Es gleicht jeden Mangel aus. Nur mein Licht kann das.» Mangel ist eine Frage von Energie. Mangel heißt, es fehlt dort etwas. Dann muss Energie hinfließen. Wir müssen Aspekte erleuchten, damit wir Heilung an uns erzielen, das Fehlende ausgleichen. Haben wir keine Erwartungshaltungen mehr! Haben wir das Trennende an uns erkannt und ausgeglichen, und uns damit verbunden und damit ausgeglichen! Leben wir die Verbindung mit unserem Wesen, dann haben wir keinen Mangel mehr, dann sind wir eigenständig, verantwortungsvoll, unabhängig. Dann ist unser Energiekörper ausgeglichen, in unserer Kraft, dann entstehen die wunderbarsten Dinge unseres Lebens.

Lernen wir leben und lernen wir uns heilen. Umarmen wir uns.

Ende Meditation

DER SCHLAF

Unser Wesen benötigt Ruhe und Zeit zu Neuordnung, zu Reinigung, zur Klärung und zum Neuaufbau. Alles dies geschieht im Schlaf. Wenn wir sagen: «*Heute habe ich schlecht geschlafen*» hat dies eine Ursache. Vielfach nehmen wir das jedoch als gegeben hin, und haken es ab, und überlegen erst gar nicht weiter, ob und wie wir es ändern könnten, oder nehmen lieber gleich eine Schlaftablette. Damit was Schlaf bedeutet, was über Schlaf bekannt und erforscht ist, wie wir die Qualität des Schlafes ändern können, damit setzen wir uns häufig gar nicht wirklich auseinander. Dabei ist es eigentlich so wichtig, sich einmal um den eigenen Schlaf zu kümmern, sich damit auseinanderzusetzen, wie wir dem Wesen unseres Schlafes näher kommen können. Es wurde bereits gesagt: «Ruhe und Stille bringen Kraft», und im Schlaf gelangen wir in unsere Ruhe oder sollten tatsächlich ruhig werden. Im Schlafen Regeneration und Klärung zu bekommen ist wichtig, sonst wäre es so nicht in unserer so sinnvollen Schöpfung vorgesehen. Das Schlafbedürfnis ist unterschiedlich. Manche Tiere schlafen nur ganz wenig, und andere schlafen im Winter oft ein halbes Jahr, und überleben dies, wie bekannt. Im Schlaf besitzen wir kein Wachbewusstsein, er ähnelt also ein wenig dem Tod, jedoch leben wir. Wir wissen, dass sich die Gehirnströme im Schlaf ändern, wir merken an uns, dass wir hin und wieder träumen, hin und wieder unruhig sind, dass doch offenbar im Schlaf etwas geschieht, wovon uns nur ein Bruchteil bewusst wird. Vieles in unserem Leben sieht ganz anders aus, wenn wir gut schlafen, und dann in der Früh ausgeruht sind, und

- Vorbereitung auf den Schlaf: frühes Essen, geistige Entspannung.
- Der Geist ist mit sich alleine, er will zur Ruhe kommen.
- Verarbeitung des Tages im Rückwärtsgang.
- Den Tag wahrnehmen, bearbeiten, loslassen, auflösen, sich daraus erlösen, beenden: im Lächeln gehen lassen, es ist vorbei.
- Die Nacht begrüßen.
- Die Aufgaben der Nacht.
- In der Nacht wird neue Kraft aufgebaut.

Abbildung 24: **Der Schlaf bringt Kraft**

haben über Nacht Kraft und Mut bekommen. Daher ist Schlaf für unser Wohlbefinden bedeutend.

Im Schlaf besitzen wir also kein Bewusstsein, weil Bewusstsein an unseren Wachzustand gebunden ist. Das Unterbewusstsein ist sehr wohl vorhanden, sonst würden wir nicht träumen. Vielleicht ist auch der Schlafzustand ein wenig eine Vorbereitung auf unseren körperlosen Zustand, denn unser Körper ist uns ja während des Schlafes nicht bewusst: Hat Schlaf auch ein wenig mit der Vorbereitung auf den Tod zu tun?

Einschlafen ist für viele von uns ein ganz normaler Prozess, der entsteht wenn wir müde sind. Manche Menschen haben vor dem Schlafen eine Scheu. Oft können diese nicht an sich zulassen, dass sie die Kontrolle über sich verlieren. Einschlafen heißt jedoch, nicht mehr kontrollieren zu können, was mit uns geschieht. Wollen wir alles kontrollieren, wollen wir über unser ganzes Leben die Kontrolle besitzen, aus welchen Gründen auch immer, dann wird es uns schwerfallen, in Ruhe einzuschlafen und die Kontrolle über sich aufzugeben.

Nicht einschlafen können hat auch oft damit zu tun, dass wir uns vom Tag und seinen Geschäften nicht lösen können. Essen wir spät, um 21:00 oder um 22:00 Uhr, essen wir schwer verdauliche Speisen, so wird die Aufmerksamkeit unseres Körpers auf der Verdauung liegen, unser Schlaf wird unruhig sein, und wir werden kaum wirklich erfrischt am Morgen erwachen. Daher sollte unser Abendessen an einigen Tagen der Woche zwischen 17:00 und 18:00 Uhr abgeschlossen sein, danach sollten wir nichts mehr zu uns nehmen, und vor allem ab dann auch nicht zu viel trinken.

Innerlich sollten wir uns auf dem Schlaf vorbereiten, indem wir Dinge tun, die uns beruhigen, die uns besänftigen, die uns in den Schlaf hineinführen. Daher sind Streitgespräche tunlichst zu vermeiden. Haben wir Auseinandersetzungen, so ist es zu bevorzugen, über diese zu schlafen und Vormittage für herausfordernde Gespräche zu wählen. Wir müssen uns bewusst sein, dass der Geist beim Einschlafen mit sich alleine sein will. Er will sich schrittweise von Tag lösen und in die Nacht hinübergleiten. Hilfreich ist es, den Tag noch einmal Revue passieren zu lassen, im Rückwärtsgang die Geschäfte des Tages beobachten, den Abend, den Nachmittag, den Mittag, den Vormittag und den Morgen, die Energien des Tages in Ruhe wahrzunehmen, Aspekte auszugleichen, die noch übrig geblieben sind, sich auszusöhnen mit allem was ist, was war, und es loszulassen: den Tag beenden, und die Nacht begrüßen. Sich für den Tag bedanken und die Nacht willkommen heißen, und sehr bewusst in die liebevolle Selbstaufgabe zu gleiten, die Aufgabe des Wachbewusstseins und dieses mit dem Schlaf zu tauschen.

Frieden zu machen mit dem Tag, sich am Erhellenden zu erfreuen und das andere der Bearbeitung des nächsten Tages zu überlassen, lässt uns still werden. Der Parasympathikus, also das vegetative Nervensystem, das Passive, das Geschehen lassen, das sich Einfügen, das Unbewusste übernimmt, und nimmt uns in seine Arme. Das Aktive, aus uns Herauskommende und unter unserer Kontrolle Seiende wird in der Nacht nicht benötigt, da Automatismen, unbewusste Mechanismen nun ihren Platz haben. In der Nacht geschieht Reinigung dessen was sich im Körper durch unsere Nahrung angesammelt hat, Reinigung unseres Körperwassers, Reinigung von Stoffwechselschlackenprodukten, aus denen dann unsere flüssige und feste Ausscheidung entsteht. Unendlich viele Mechanismen, Prozesse, Abläufe entstehen jede Nacht. Stoffwechselvorgänge sind zeitabhängig, die Syntheseleistung der Leber zum Aufbau lebenswichtiger Stoffe geschieht während der Nacht immer zum selben Zeitpunkt. Zellen, die zugrunde gehen werden abtransportiert, normale Zellteilung geschieht um unsere Organe jung und frisch zu erhalten. Hormone werden produziert, die für den Tagesgebrauch vorbereitet werden, alles was in der Nacht nicht notwendig ist wird abgeschaltet, nur das Lebensnotwendige bleibt bestehen. Was körperlich geschieht, geschieht in der Nacht auch geistig. Energetische Prozesse auf allen energetischen Ebenen werden verarbeitet, entsprechend aufgehoben oder als nicht wichtig verworfen, energetische Evolutionsmechanismen, mögliche Entwicklungsschritte treten auf den Plan. Emotionale Erfahrungen können im Traum bearbeitet werden und kommen uns so nochmals zu Bewusstsein.

Durch die körperliche Stoffwechselaktivität werden energiereiche Phosphate in den Mitochondrien gebildet, aber auch andere energiereiche Verbindungen, und dort gespeichert. In unseren Energiezentren, so auch im Gehirn, werden energetische, im Gehirn eben neuronale Verbindungen abgeschaltet und Netzwerke, die im Schlaf nicht benötigt werden, auf Standby-Modus gestellt. Im Gehirn spricht man hier von neuronaler Plastizität, also von der Möglichkeit der Neuronen, sich zu ändern, sich zu reinigen, Überprüfungen vorzunehmen und in einen Ruhezustand zu gelangen. Es gibt auch ein Reset zur Überprüfung gedanklicher Aktivitäten, man spricht hier von kortikaler Plastizität, also der Änderung des Zustands unserer Gehirnrinde. Sehr viele gedankliche, wenn nicht alle gedanklichen Aktivitäten werden abgeschaltet, überprüft, geklärt, abgelegt und kommen während des Schlafes völlig zur Ruhe.

So wie unsere Gedanken in der Nacht bearbeitet und geklärt werden, so geschieht dies auch mit unseren Emotionen und Gefühlen. Emotionen können direkt in Form von Träumen losgelassen werden. Vieles was an uns energetisch während des Schlafes geschieht, bleibt uns weitestgehend unbewusst, oder ist nur denen vorbehalten die sich selbst im Schlafe beobachten können.

Eine wesentliche Aufgabe unseres Wesens in der Nacht ist wohl, den nächsten Tag vorzubereiten. In diesem Zusammenhang können wir uns die Frage stellen: «**Was geschieht eigentlich am nächsten Tag? Wer bestimmt was ich am nächsten Tag erlebe?**» Dies ist sicher eine Glaubensfrage, ohne dass jemand darauf eine endgültige Antwort geben könnte. Meines Erachtens werden die Erlebnisse des Tages auf einer hohen energetischen Ebene zusammengefasst und verlassen damit den mentalen Bereich. Die Synthese zusammengehöriger individueller Leben erlaubt nun sinnhaft das vorzubereiten, was notwendig ist, dass wir es am nächsten Tag erleben, die Menschen zu treffen, die für uns eine bestimmte Bedeutung haben, die Erfahrung zu machen, die uns entsprechende Informationen und Möglichkeiten gibt. Aus den zusammengefassten Erfahrungen des Tages wird ein energetisches Konstrukt geschaffen, das uns die Möglichkeit gibt, am nächsten Tag das für uns Notwendige zu erleben. Dazu gibt es noch viel mehr Überlegungen, welche energetischen Ebenen unser Leben bestimmen. Zufällig erleben wir wohl nur das Wenigste, wenn überhaupt. Energetisch könnte diese Ebene dem

Massenbewusstsein entsprechen von einer individuellen Warte aus gesehen.

Mental und gefühlsmäßig sind wir in der Nacht auf Standby. Die Dinge die lebensnotwendig sind, funktionieren, das Bewusste wird abgeschaltet. Das Unbewusste bleibt hellwach, passt sich an die Gegebenheiten und an die Erfahrungen des vorigen Tages an, bleibt also plastisch, und bereitet das für uns Notwendige für den nächsten Tag vor.

Durch die Abschaltung, durch das energetische Herunterfahren unserer Energiezentren können diese entsprechend gereinigt und geklärt werden. Man kann es sich ein wenig vorstellen als ob die Leitungen durchgeputzt würden. Es geschieht mit Sicherheit Reinigung und Heilung in bestimmten Bereichen, die wieder abhängig zu sein scheinen von der spirituellen Entwicklung des Betroffenen. Es geschehen auch in der Nacht nur Dinge, die geschehen sollen und die unserem Wesen entsprechen, sonst würde das Paradigma des freien Willens ja nicht erfüllt sein. Es muss ja unser ganzheitlicher Energiekörper, und zwar auf allen Frequenzebenen, kontinuierlich auf unsere Haltungen, unsere Entwicklungsschritte reagieren können und automatische Justierungen vornehmen. Deshalb ist auch offenbar das, was wir in der Nacht erleben, abhängig von unserem Tagesverhalten. Daraus folgt, dass alle unsere Energiebereiche eben plastisch, das heißt beeinflussbar, formbar, veränderbar, nutzungsabhängig, entwicklungsabhängig und außerordentlich reaktiv sind.

Neuronale Verbindungen, aber auch rein energetische Verbindungen, die Ausbildung von neuronalen Bahnungen oder energetischen Netzwerken sind von unserem Wesen stark abhängig, und da die Zeit der Nacht von den bewussten Begrenzungen, wie zum Beispiel unseren Gedanken und unseren Emotionen, losgelöst ist, können Abgleichungen, Ansätze zur Heilung, Voraussetzung zu bewusster Information am nächsten

Tag stattfinden. Deswegen fühlen wir uns auch in der Zeit des Übernehmens des Wachbewusstseins zeitig in der Früh oft in einem noch verbundenen energetischen Zustand, und haben die Möglichkeit bestimmte Informationen zu erhalten. Wir sollten in diesem Zusammenhang nicht drängen und ohne Kraft offen gebliebene Fragen zur Beantwortung stellen. Hier gilt: *«Ich lasse das kommen, was kommen will und was kommen darf. Ich bemühe mich nicht um Besonderes, sondern ich fühle mich verbunden und horche, welche Informationen kommen.»* Wir warten oft lange Zeit auf die Lösung eines bestimmten Problems, auf die Antwort auf eine besondere Frage. Manchmal kommt zeitig am Morgen dieser oft erlösende Gedanke, der etwas Mystisches an sich hat, und dem wir uns anvertrauen sollten. Wenn wir lernen zu spüren, uns unserem eigenen Wesen und unseren Möglichkeiten hinzugeben, wenn wir lernen in diese Wunderbarkeit des Schlafes einzudringen und uns damit zu verbinden, dann werden wir an Informationen kommen, die uns in unserer Entwicklung fördern und zu unserer Lebensfreude führen.

Natürlich klingen manche Aspekte hier wie Zukunftsmusik, trotzdem ist all das vorstellbar, und wird daher möglicherweise individuell angepasst auch in uns entstehen. Wir werden dann unsere Entwicklung in der Nacht bewusst miterleben können, wenn wir auf eine energetische Ebene kommen, die der entspricht, wie wir sie auch bewusst in der Meditation herbeiführen können. Schlaf und Meditation haben eine gewisse Schnittmenge. Trotz der Tiefe eines Schlafes bewusst zu bleiben ist nur manchen Menschen vorbehalten. Bewusst zu bleiben in der Meditation ist alltäglich, und so werden manche Informationen des Schlafes über intensive meditative Erfahrungen erkannt werden können. Wollen wir diese Gedanken jetzt mit der Lebenskraft in Verbindung bringen, so sollen wir verstehen, dass bestimmte besondere Aspekte unseres Lebens nur in Leichtigkeit geschehen können und in ihrer Selbstverständlichkeit eigentlich gar keine Kraft mehr benötigen. Auf einen Berg hinaufzusteigen benötigt Kraft, dort oben zu sein und die Schönheit des Ausblickes zu genießen gibt uns Kraft, wenn wir dieses Bild nun auf uns selbst umlegen wollen.

GEWINNEN – ERFOLG

Siegen will gelernt sein. *«Ich darf erfolgreich sein. Ich darf gewinnen. Ich darf glücklich sein. Es darf mir gut gehen. Ich darf in der Fülle leben.»* Immer wieder treffen wir manche, die haben in ihrer Abspeicherung Verzicht, Opferbereitschaft, Askese und verlangen gar nichts von ihrem Leben, keine Geschenke, keine Freude, weil sie glauben, derer nicht wert zu sein. Das scheint nur nicht unser wahres Selbst zu sein. Unser wahres Selbst sagt: *«Ja, dieses Leben ist wie ein voller Tisch. Ich setze mich nieder und darf empfangen. Das gebührt mir und steht mir zu. Ich darf glücklich sein. Ich darf von diesem Tisch etwas nehmen und essen, weil es für mich vorbereitet ist. Ich darf auf allen Ebenen in jeder Beziehung glücklich sein. Ich darf Entwicklung an mir gestalten. Ich darf die Gesetze zum erfolgreich und glücklich sein erkennen. Ich darf die Kraft und Überzeugung und die Liebe zu mir besitzen und diese auch leben.»*

Meditation: Erfolg – Glückseligkeit

Diese meditative Übung ist dahin ausgerichtet, in sich selbst hineinzuspüren und wirklich im eigenen Selbst nachzuforschen: **«Wie steht es mit dem Erfolgreich sein? Wie halte ich es mit dem Glücklich sein, mit dem Glückseligsein? Stehe ich mir im Weg? Erlaube ich mir das, wirklich?»** Lächeln wir hin zu uns, lächeln wir uns an und geben wir uns eine wahre Antwort. Fragen wir uns: **«Gebe ich mich mit weniger zufrieden? Habe ich** keine Ansprüche? **Bleibe ich lieber sitzen und warte was kommt? Bin ich initiativ, passiv, ängstlich?**» Wenn wir diese Meinung haben, dann bekommen wir auch weniger. Wir sind deshalb nicht schlechter oder besser, sondern bleiben mit uns selbst genügsam. Es stellt sich nur die Frage, ob wir dann unseren Talenten und Möglichkeiten tatsächlich bei unserer Lebensorientierung entsprochen, ob wir unsere Talente benützt und weiterentwickelt haben. Es geht nicht darum, etwas vom Universum einzufordern, auf das Universum oder auf Gott böse zu sein, wenn etwas nicht stattfindet, sondern es geht darum, dass wir die Voraussetzungen zu unserer Glückseligkeit und auch zu unserem Erfolg in uns von der Anlage her besitzen, sie uns jedoch selbst tatsächlich zum Leben erwecken müssen, dass wir für die höchste Glückseligkeit tatsächlich bereit sind und auch erfolgreich leben können.

Höchste Glückseligkeit ist ein Zustand, der uns gebührt, der uns zusteht. Wir leben, wie bereits gesagt, auf einem Terrain, das herausfordernd ist. Wir haben ausführlich über Herausforderungen gesprochen. Es ist ein Terrain, das uns andauernd vor die Frage stellt: «**Wählst Du den Schatten? Wählst Du das Licht? Wählst Du die Schuld? Wählst Du die Scham? Wählst Du die Verurteilung? Wählst Du die Akzeptanz? Wählst Du die Wertung, das Wahrnehmen, die Ablehnung, die Liebe, die Trennung, die Verbindung?**» Kontinuierlich sind wir in diesem freien Willen, in unserem Leben, den ganzen Tag lang, vor solche Entscheidungen gestellt, ohne dass uns dies oft bewusst ist, dass wir überhaupt diese Möglichkeit sehen. Die Situation ist da und fragt uns. Es sind kontinuierliche herausfordernde Situationen, die uns unser Leben bringt, und die den Aufbau von Licht, den Aufbau von Lebenskraft und Energie als notwendig erscheinen lassen. Weil diese Herausforderungen groß sind, und wir für ihre Meisterung Lebenskraft benötigen. Der Lohn der Meisterung dieser Herausforderung ist Glückseligkeit.

Das energetische Umfeld dieses Planeten fordert von uns alles, was wir haben. Manchmal sogar mehr, als wir gerade haben. Es fordert unsere gesamte Aufmerksamkeit, um unsere gesamte Prägung, unsere Vergangenheit, unser Ego anzuschauen und das zu heilen, was nicht in Harmonie ist, das zu heilen, was Heilung bedarf. Allein an sich zu erkennen: «Wo bin ich verwundet? Wie kann ich diese Verwundung heilen?» braucht unser gesamtes Wesen zur Beantwortung. Vieles von dem kostet uns Kraft und Tränen und Schmerz und macht uns traurig oder destabilisiert uns. Wenn wir den einen oder anderen inneren Heilungsvorgang jedoch in uns erreicht haben, so erkennen wir, dass wir dazu in der Lage sind. Nach vielen inneren Schritten entsteht schließlich etwas, das Glückseligkeit heißt. Heben wir uns energetisch einmal hoch und fühlen wir Glückseligkeit in uns, eröffnen wir einen virtuellen Raum für Glückseligkeit in unserer Vorstellung und erleben wir, wie es uns gehen wird, wenn wir die Arbeit an uns tun, um Veränderung geschehen zu lassen. Erlauben wir uns, diesen Raum zu genießen, wirklich zu spüren, was es heißt glückselig zu sein.

Das ist es, was uns am Beginn der Inkarnation versprochen wurde. Nicht nur, dass wir alle Werkzeuge besitzen, die uns erlauben, unsere Herausforderungen zu meistern, nein es ist uns auch versprochen, dass es einen Lohn gibt. Dieser Lohn ist völliger innerer Frieden, Befreiung von allem, was nicht unserem höchsten Wohl entspricht, eben Glückseligkeit. Sie entlässt uns aus der Wertung, sie lässt uns mit den Augen und mit dem Herzen der Liebe wahrnehmen, führt in die völlige Verbindung mit Glückseligkeit in Gott. Es gebührt uns die Glückseligkeit deshalb, weil wir eingewilligt haben, uns in diese Auseinandersetzung zwischen Licht und Schatten zu begeben, und für all das, was wir dafür eingesetzt haben. Daher gilt: *«Ich darf glücklich sein. Ich darf stark sein, widerstandsfähig. Ich darf mich fallen lassen.*

Ich darf mich geborgen fühlen. Ich darf das höchste Glücksgefühl empfinden in mir, das ich mir vorstellen kann. Und noch viel mehr.» Wie weit wir nun auf unserem Weg der inneren Heilung fortgeschritten sind, wie sehr wir ganz leicht mit hohen Schwingungen verbunden sind, merken wir daran dass wir wunschlos werden. Dass wir durch unsere innere Heilung die Voraussetzung zum Siegen, zum Erfolgreich sein in uns entstehen lassen, dass wir aufhören zu wünschen weil Wunscherfüllung durch die Art unseres gereinigten, entwickelten Wesens automatisch entsteht. Dann nähern wir uns dieser inneren Glückseligkeit, die sich dann auch im Außen umsetzt. Das ist eine visionäre Vorstellung. Das ist nichts, was beweisbar ist, sondern etwas, was in kleinen Schritten selbst erfahren werden kann. Aus der Eifersucht, der Trauer, dem Ärger, dem Unfrieden heraus finden, all das an sich selbst heilen, die entsprechende Haltung für Heilung erkennen und schrittweise an uns selbst implementieren, das führt uns zu unserem wahren Selbst.

«Ich erkenne was in meinem Leben und dem Leben anderer vorgeht. Ich nehme wahr. Ich fühle wo ich Heilung bedarf.» Spüren wir, dass uns dieser Weg in die Glückseligkeit fordert. Jeder Akt der inneren Heilung ist eine Herausforderung. Jeder Akt des Loslösens, des Versöhnens, des Akzeptierens ist fordernd für uns. Doch je weiter wir diesen Weg gehen, umso freudvoller, umso schöner, umso leichter wird er. Um diesen Weg erfolgreich zu gehen, benötigen wir vieles. Wir brauchen all unsere Werkzeuge, die wir geschenkt bekommen haben, um sie zu verwenden.

Ende Meditation

> ▶ Wir wollen siegen, erfolgreich sein
> – in unserem Leben,
> – in Partnerschaften,
> – im Beruf,
> – in unserer körperlichen Präsenz,
> – in unserer mentalen Lösungsorientiertheit,
> – in der inneren Heilung schmerzhafter Gefühle und Emotionen,
> – in unserer geistigen Entwicklung,
> – in unserer Lichtorientierung,
> – in unserer Verbindung mit all unseren Fähigkeiten und Möglichkeiten.

Abbildung 25: **Ohne Kraft kein Sieg**

Es steht ja vollkommen außer Frage, dass wir alle siegen wollen, dass wir alle erfolgreich sein wollen in allen verschiedenen Bereichen unseres Lebens, ob es sich um das Außen oder das Innen handelt. Wir müssen viele Voraussetzungen in uns selbst schaffen, um zu siegen, um erfolgreich zu sein, vielleicht auch manchmal nach einer schweren körperlichen Verletzung wieder zu siegen.

Wir alle erleben in unserem Leben Stürze, haben auch Unfälle. In unserem Inneren verlieren wir das Zutrauen und die Orientierung. Wir verlieren, was wir geglaubt hatten, schon ganz fest zu haben. Vielleicht verlieren wir es nur deswegen, weil wir uns in diesem Augenblick zu sicher gefühlt haben, weil wir es zu fest halten wollten, weil wir geglaubt haben: «*Jetzt hab ich's.*»

Und dann kommt etwas, und wirft uns aus der Bahn, damit wir verstehen, wir können es nicht halten. Wir können es nur sein. Wir können es nicht tun. Wir müssen diese Verbindung in Ruhe sein, in Stille und in Sicherheit und in innerem Frieden, Liebe.

Also gewöhnen wir uns eine Grundstimmung an, die so lauten kann: «*Ich halte mich für wert und für würdig. Es darf mir ganz gut gehen. Ich erfülle das, was in mir ist, das was ich mir für diese Inkarnation vorgenommen habe, in Ruhe, Gelassenheit, in der Mitte und in Harmonie. Ich erschaffe mir diesen Umstand selbst, mit der Hilfe anderer, mit der Hilfe Gottes.*»

Denken wir einmal nicht an den Zweifel. Lassen wir einmal nicht hochkommen, was uns da alles in den Sinn kommt, dass wir so oft verloren haben, wir immer das Opfer sind, und vieles mehr, sondern nehmen wir uns vor, in unserem Leben in unsere Prägung zu gehen, in unsere Muster zu gehen, in unsere Programme zu gehen, um all das was uns von unserem wahren Selbst trennt, zu besiegen. Das ist der höchste Sieg.

Der Sieg gegen das Haben wollen, um zu sein, gegen das Traurig sein, um heiter und gelassen zu sein, der Sieg gegen die Angst, um mutig zu sein, der Sieg gegen die Wertung, nur wahrzunehmen. Das ist es.

Jeder dieser kleinen Siege ist wert, dass wir ihn festmachen, und dass wir uns richtig freuen. Jeder Sieg erhöht unsere Kraft.

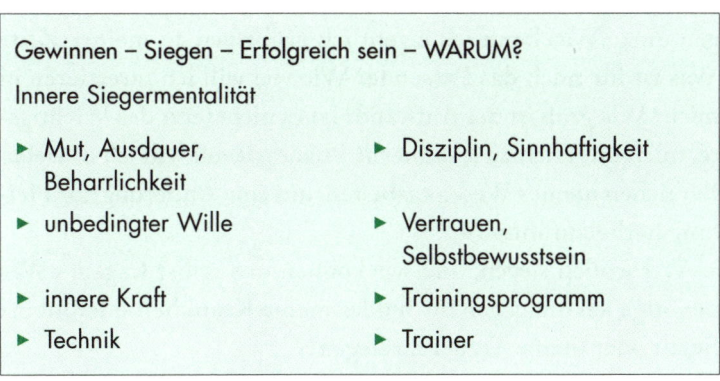

Gewinnen – Siegen – Erfolgreich sein – WARUM?

Innere Siegermentalität

- Mut, Ausdauer, Beharrlichkeit
- unbedingter Wille
- innere Kraft
- Technik

- Disziplin, Sinnhaftigkeit
- Vertrauen, Selbstbewusstsein
- Trainingsprogramm
- Trainer

Abbildung 26: **Siegermentalität**

Jede Erhöhung dieser Kraft, unserer Kraft, ermöglicht einen anderen Sieg. Und so steigert sich das in die Höhe. Wenn wir einmal wissen wie es geht, wie wir es tun müssen.

Deshalb müssen wir diese Siegermentalität haben. Spüren wir in uns, wo sie verborgen ist, wodurch sie verschüttet ist. Spüren wir unsere Niederlagen und machen wir daraus Siege. Und dann spüren wir unseren Sieg gegen uns selbst.

Es geht um den Willen, um das zu besiegen, was uns krank gemacht hat, und wir benötigen Beharrlichkeit, Mut und Ausdauer, wenn wir in einen inneren Heilungsprozess mit uns selbst treten. Ist unsere innere Einstellung, uns selbst zu heilen, vergleichbar mit dem Trainingsprogramm anderer, mit dem Trainingsprogramm von Siegertypen zum Beispiel im Spitzensport? Wenn wir unsere Aufmerksamkeit 10 Minuten am Tag auf uns lenken: Kann das genug sein? Kann das unsere gesamte Beharrlichkeit widerspiegeln, die wir für unsere Heilung aufwenden?

Wenn wir tatsächlich krank sind, wenn wir etwas ändern wollen, so benötigen wir zumindest eine Stunde, anfänglich wahrscheinlich länger, um an uns definitiv etwas zu ändern, wobei solche Zeitangaben natürlich verallgemeinernd und letztendlich auch problematisch sind. So schauen wir jeder auf uns und fragen uns: «Was kann ich eigentlich erübrigen an meiner Zeit? Was ist für mich das Passende? Wie viel will ich investieren in mich? Wie groß ist der Aufwand? Ist es nicht jetzt das Wichtigste, mich um mich zu kümmern? Phantasievoll will ich in vielen Bereichen meines Wesens arbeiten, um eine Änderung zur Heilung herbeizuführen.»

Wir wollen siegen, und wir können uns selbst fragen: «Was benötige ich um gegen mich oder meine Krankheit oder meine Sucht oder meine Trauer zu siegen?»

Sagen wir uns diese Affirmationen leise oder laut vor. Lassen wir die Energie in uns fließen, die Energie des Siegens, des

> ▸ Ich will gewinnen, ohne anderen zu schaden.
> ▸ Mein Erfolg soll für mich und alle und alles sein.
> ▸ Ich weiche nicht von meinem Weg ab.
> ▸ Trotz aller notwendigen Disziplin lebe ich leicht und freudig.
> ▸ Ich unterstütze andere beim Gewinnen, Erfolg haben, Siegen.

Abbildung 27: **Affirmationen: Gewinnen, Erfolg haben**

Erfolghabens, die Energie unserer inneren Disziplin, nicht von unserem Weg abzuweichen, auch wenn sich der Erfolg nicht sofort einstellt. Nehmen wir uns vor, leicht und locker und freudig und anmutig zu leben, bei allem Fokus und aller Konzentration auf das was wir tatsächlich erreichen wollen. Gewinnen, Erfolg haben, in der Herausforderung, die uns unser Leben zeigt. Und wenn wir diese Mentalität uns schrittweise angeeignet haben, nochmals gesagt, ohne zu verkrampfen, ohne hart und unelastisch zu werden, sondern in Freude und Leichtigkeit, dann erzählen wir anderen davon, und unterstützen wir andere, dass sie lernen können, dass ihnen Gewinnen zusteht, dass sie Erfolg haben dürfen, und dass sie letztendlich siegen dürfen.

Wiederholen wir im Stillen, dass wir an uns glauben, dass wir unserer selbst sicher sind, dass wir uns vertrauen und dass wir wollen. Horchen wir in unser Inneres ob das Ja kommt. Dieses unbedingte Ja, ohne Zweifel, und wenn der Zweifel kommt, lassen wir ihm keine Chance. Sagen wir ihm: «*Du gewinnst nicht gegen mich. Ich glaube an mich. Ich vertraue mir.*»

Gewinnen bringt uns Kraft. Je mehr wir beginnend mit kleinen Aspekten in uns und an uns gewinnen, umso kraftvoller werden wir, umso kraftvoller wir sind, umso eher gewinnen wir. Je mehr wir an uns arbeiten, umso mehr gewinnen wir, umso stärker wird unser Inneres. Haben wir die Siegermentalität die wir brauchen.

WENN SICH SIEGE, ERFOLG, GEWINN NICHT EINSTELLEN

Und es stellt sich natürlich die Frage, was fehlt wenn sich Sieg, Erfolg und Gewinn nicht einstellen wollen? Wir haben alle erlebt, dass dann die Gedanken kommen, die uns in den Zweifel, in die Schwäche, in die Opferhaltung führen. Zu den Gedanken kommt die passende Emotion der Enttäuschung, der Trauer, der Angst, der Sorge: «**Habe ich denn nie Erfolg? Kann ich denn gar nicht gewinnen? Hat es dann überhaupt einen Sinn weiterzumachen?**»

Ein Bild aus der Natur kann uns weiterhelfen. Wir alle kennen Seerosen, Lotusblumen, und wir wissen, dass diese wunderbaren Blumen aus dem Schlamm kommen. Sie wachsen im Schlamm und können nur im Schlamm wachsen. Und aus diesem Schlamm heraus wächst diese wunderschöne Blume. Überlegen wir: «**Was ist unser Schlamm? Was ist in uns ganz zuunterst: Hass und Missgunst und Neid und Unfrieden und Zweifel?**» Eben auch aus unserem Schlamm heraus kann eine wunderbare Entwicklung entstehen, wenn wir uns von dort erheben. Wenn wir von dort eben in die rechte Einstellung gehen und uns sagen: «*Es muss sich der Erfolg nicht sofort einstellen. Ich will meinen Erfolg so lange trainieren, bis er sich einstellt. Ich will so lange an mir arbeiten, bis ich den rechten Weg finde. Ich gehe nicht in die Falle der Schuldzuweisung und Projektion bei Misserfolg. Ich finde Erklärungen in mir, die ich berücksichtige, so lange bis ich gewinne.*»

Schließen wir die Augen nach jeder dieser Affirmationen und lassen wir diese Energie durch uns fließen.

Wenn der Sieg ausbleibt, fehlt
- ► die Kraft
- ► die rechte Einstellung
- ► der Wille
- ► die liebevolle Haltung zu sich selbst
- ► der friedvolle Sinn
- ► der passende Trainer
- ► das richtige Programm

Abbildung 28: **Was fehlt wenn der Sieg ausbleibt?**

«Vielleicht habe ich bisher meinen Willen zur Änderung noch nicht ausreichend gelebt? Vielleicht ist meine Einstellung zu mir nicht ausreichend liebevoll, wertschätzend, achtsam und mitfühlend?» Vielleicht bin ich ausgepowert und sollte mir eine Auszeit nehmen bis ich wieder in meine Kraft komme, und sollte in dieser Auszeit nur essen, trinken und schlafen und ein bisschen Musik hören und spazieren gehen. **Mache ich mir selbst Vorwürfe? Bin ich friedlich mir gegenüber, bin ich friedlich meine Erfahrungen mit mir selbst und mit anderen Menschen gegenüber? Habe ich die richtige Wahl meiner Begleitung getroffen? Habe ich einen passenden Trainer, der liebevoll und nachsichtig ist und klar in der Darstellung seiner Lösungsvorschläge? Habe ich mir ein passendes Programm zurechtgelegt? Habe ich die Zusammenhänge erfasst, warum ich nicht siegen kann? Glaube ich an mich? Habe ich ein gutes Programm und kann dieses Programm nur nicht durchführen, weil ich keine Kraft habe oder keinen Mut und keinen Willen und an vergangenen Niederlagen festhalte und vor zukünftigen Niederlagen Angst habe? Ist meine Aufmerksamkeit auf andere gerichtet, die** ich beneide und von denen ich glaube dass sie besser sind oder dass sie mir Böses wollen? Oder bin ich schlicht und einfach überfordert? Mache ich mir ausreichend Gedanken, wie Lösung, wie Gewinnen und Erfolg für mich aussehen kann?»

Halten wir nun die Augen geschlossen und spüren wir in uns hinein, was auf uns zutrifft, wenn wir in Gedanken zurückgehen an einen Misserfolg, an etwas wovon wir geglaubt haben dass wir gewinnen können und trotzdem verloren haben. Wenn wir in Ruhe diese Liste durchgehen, werden uns Gedanken oder Gefühle dazu kommen: «**Richte ich ausreichend intensiv Aufmerksamkeit auf das wo ich gewinnen will, wo ich mich ändern will? Erlaube ich mir, aus meiner Vergangenheit der Niederlage auszusteigen und mich aus der Angst vor einer drohenden Niederlage zu befreien, weil ich eben Mut in mir entwickle und Kraft und Freude, wenn ich mir eine solche Aufgabe stelle? Gehe ich mit dem Thema, um das es geht, wirklich tatsächlich in die Tiefe meines Wesens? Habe ich den Mut auch auszusteigen aus diesen Mustern?**» Wie steht es mit meiner Ängstlichkeit als Grundhaltung? Bin ich angstbesetzt, sodass ich an meinen Gewinn nicht glauben kann, weil ich in dieser Ängstlichkeit eben die Haltung habe: «*Ich kann das nicht. Ich schaffe das nicht. Davor scheue ich zurück. Ich ziehe mich zurück. Ich bin passiv und glaube nicht dass ich das schaffe, dass ich eine solche Änderung erreiche.*»

Meditation: Ängstlichkeit

Spüren wir in diese Ängstlichkeit hinein und dann lassen wir diese Ängstlichkeit einmal mit Mut verbinden, mit dem Mut den wir uns kontinuierlich zusprechen. Fordern wir diesen Mut von uns ein und sagen wir uns: «*Das mache ich jetzt. Ich schaffe das diesmal. Ich lasse mich von meiner Angst und von meiner Ängstlichkeit nicht durch mein Leben begleiten. Ich will sehen, woher diese Angst kommt, und will mich von dieser Angst befreien. Ich will mich auch nicht kontinuierlich mit den Niederlagen meines Lebens auseinandersetzen, mit den Niederlagen, die ich in diesem Leben erlebt habe und die mich an ein früheres Leben erinnern.»*

Fühlen wir wie unser Inneres uns in einer solchen Situation sagt: *«Ich verliere ja sowieso. Ich mache das nicht. Es kommt nicht in Frage. Ich habe immer verloren, und ich spüre dass ich wieder verliere.»* In diesem Programm können wir nicht gewinnen, solange wir dieses Programm halten.

Stellen wir uns vor dass wir in einer Höhle sitzen. Jeder hat seine eigene Höhle. Wir haben vielleicht ein paar kleine Kinder um uns. Um die Höhle ist ein Wald, und eine kleine Wiese davor, und es kommt ein Bär. Und der Bär hat Hunger. –

Wir wollen dem Bären jetzt zeigen, dass wir keine Angst vor ihm haben. Das Gefährlichste bei solchen Tieren ist nämlich, wenn wir Angst vor ihnen haben, weil sie dann spüren, dass sie gewinnen. Wenn wir aber keine Angst vor ihnen haben, dann spüren sie, dass sie auch verlieren können.

Und jetzt sehen wir da unten den Bär auf uns zukommen. Schön, aufgerichtet, stark. Jetzt nehmen wir unsere Kraft zusammen, sehr fokussiert, und schicken diese Energie unserer Abwehrkraft, mit der wir den Bären vertreiben wollen, da hinunter, gegen den Bären. Mit all unserer Kraft, mit all unserer Willenskraft verjagen wir den Bären, den wir uns vorstellen, mit all unserem Mut, und nehmen wir alle unsere Kraft zusammen, bis sich der Bär umdreht und im Unterholz verschwindet.

Niemand ist gerne ängstlich. Das ist nicht etwas, was wir uns freiwillig aussuchen, sondern das ist etwas was wir sind. Deshalb sollten wir selbst gerade dann mit uns liebevoll, mitfühlend und achtsam umgehen, wenn wir zur Ängstlichkeit neigen. Jeder wäre am liebsten Sieger oder Siegerin, und wie gerne würden wir andauernd gewinnen, und wären kraftvoll und mutig. In diesem Leben, in diesem Augenblick sind wir aber ängstlich. Kommen wir dieser Ängstlichkeit bei, indem wir ganz kleine Siege von uns fordern. Kleine Siege über uns, indem wir Gewohnheiten an uns ändern, einfache Gewohnheiten von denen wir wissen, dass sie uns nicht dienen, indem wir aufhören nachzugeben, wenn wir das Gefühl haben zu oft nachzugeben, wenn wir aufhören recht haben zu wollen wenn wir das Gefühl haben andauernd recht haben zu müssen, wenn wir das Gefühl haben, dass Zorn in uns aufsteigt, weil etwas nicht nach unserem Sinn funktioniert. Beenden wir, dass wir uns selbst verletzen, mit Worten, mit Haltungen, indem wir uns klein machen, uns für wertlos halten, uns andauernd vorsagen, dass wir sowieso verlieren. Gewinnen wir. Erlauben wir uns kleine Siege über uns und unsere emotionalen Haltungen, bis wir diese Gewohnheit und das Programm nicht siegen zu können, schrittweise ablegen. Das ist der Weg.

Ende Meditation

❧

▸ Ich fühle, wie Ängstlichkeit in mir aufsteigt.
▸ Ich glaube, mich gegen die Ängstlichkeit nicht wehren zu können.
▸ Ich gehe in mein Vertrauen.
▸ Ich lasse Ängstlichkeit nicht zu.
▸ Ich atme Vertrauen ein und Ängstlichkeit aus.
▸ Ich achte woher sie kommt und wie sie entstanden ist.

Abbildung 29: **Affirmationen: Ängstlichkeit**

Sprechen wir diese Affirmationen so lange bis wir in uns eine Umstellung, eine Änderung unseres Wesens fühlen. Gerade diese Affirmation: *«Ich atme Vertrauen ein und Ängstlichkeit aus»* ist eine ganz einfache Affirmation, die wir umsetzen können, und mit der wir uns so vertraut machen können, dass wir in Situationen, in denen Ängstlichkeit unser Wesen beherrscht, dann doch stark und mutig reagieren. Sind wir ängstlich so greift diese Haltung auf all unsere Ebenen zu. Wo auch immer wir gefordert sind, sind wir ängstlich. Wenn wir ängstlich sind, teilen wir dem Körper diese Ängstlichkeit mit, wir haben eine schlechte Regenerationsfähigkeit, wir haben eine mangelnde Bereitschaft uns mit Stresssituationen auseinanderzusetzen, indem wir eine niedrige Cortisolausschüttung haben. Wir werden sehr zurückhaltend sein, wir werden ängstlich sein in unseren Beziehungen. Schließlich wird uns diese Ängstlichkeit paralysieren und bewegungsunfähig machen. Deshalb haben wir gegen diese Ängstlichkeit anzukämpfen, die uns so viel Kraft kostet. Schenken wir ihr so lange Aufmerksamkeit bis wir sie geheilt haben.

DER DRUCK IM LEBEN

> ▶ erhöhter Blutdruck
>
> ▶ Entstehung von Verspannungen
>
> ▶ verminderte Organdurchblutung
>
> ▶ gebeugte Haltung
>
> ▶ Druckerhöhung im Auge
>
> ▶ Körpersteifigkeit
>
> Die Menge angesammelter belastender Erlebnisse, die wir
> bewusst oder unbewusst in uns tragen, führt zu einer Druckerhö-
> hung in unserem physischen System.

Abbildung 30: **Körperliche Folgen**

Wenn wir viele belastende Erlebnisse in unserer Vergangenheit haben, summieren sie sich. Wir tragen manche dieser Erfahrungen bewusst und andere unbewusst. Daraus resultieren körperliche Folgen: Wir fühlen uns unter Druck gesetzt, weil wir zum Beispiel unsere gesteckten Ziele nicht erreichen, weil wir eigentlich ganz anders sein wollten, und weil sich viele Aspekte unseres Lebens nicht erfüllen. Dann sagen wir uns: *«Du musst das aber schaffen, weil es von Dir gefordert wird»* oder *«Du glaubst das erfüllen zu müssen.»* Dann wird der Blutdruck erhöht, weil wir unser System entsprechend unter Druck setzen, weil wir dem Druck, den wir oft von außen bekommen, wenn wir in bestimmten Positionen sind, so schlecht standhalten können.

Wir werden angstvoll und glauben, erfüllen zu müssen. Dadurch entsteht Spannung in uns, daraus entstehen Verspannungen. Solche Verspannungen fühlen wir einerseits muskulär und andererseits führen Verspannungen dazu, dass die Organe schlecht durchblutet werden. Dann beginnen wir, nicht mehr aufrecht zu stehen, sondern gebeugt, weil wir dem Druck des Lebens nicht mehr standhalten können. Es kann zur Druckerhöhung in den Augen, dem Glaukom, kommen, weil all das was wir sehen, so viel Druck auf uns ausübt, dass wir dies kaum aushalten.

Wie oft erlegen wir uns jedoch diesen Druck des Lebens selbst auf, weil wir uns über Leistung definieren. Oft wurden manche von uns nur dann mit Liebe und Aufmerksamkeit in unserer Kindheit belohnt, wenn wir brav waren, gute Noten hatten, angepasst und folgsam waren. Erfüllten wir diese Vorstellungen unserer Eltern, indem wir nicht unseren eigenen Bedürfnissen gemäß heranwuchsen, sondern auf Gehorchen und Leistung getrimmt waren, so reagierten sie freundlich und liebevoll. Entsprachen wir nicht dem was sie wollten, so wurden wir bestraft, es wurde uns Liebe entzogen. So wurden wir erzogen in dem Spannungsfeld Liebe gegen Leistung. Wir mussten unsere Meinung unterdrücken und so sein wie andere wollten, eben gehorchen. In diesem Muster wuchsen viele von uns auf und trugen es oft viele Jahre, bis sie dieses Programm erkannten und sich daraus lösten.

Die Erhöhung des Druckes in unserem Leben hat natürlich nicht nur körperliche, sondern auch generell energetische Folgen. In einem System zu agieren, in dem nicht Freiheit des Denkens, Fühlens und Handelns vorherrscht, sondern in dem in erster Linie das von uns ausgeführt werden soll und muss, was andere fordern, kommt es durch die zunehmende innere Spannung zu Unfreiheit und Abhängigkeit. Wir sind dann nicht mehr in der Lage, freudig, kreativ zu gestalten, sondern müssen lediglich

Anweisungen ausführen, und geraten dadurch in ein System der Unfreiheit und Abhängigkeit. Die erhöhte Arbeitsleistung, die von uns in kürzerer Zeit gefordert wird, erlaubt kaum Flexibilität und Freude an dem was durch uns geschieht, sondern die erhöhten Anforderungen aufgrund von Gewinnstreben und Leistungsmaximierung erzeugen in uns das Gefühl von Ängstlichkeit und Angst, das Geforderte nicht mehr schaffen zu können, und führen schließlich zu der so befürchteten Kraftlosigkeit, der Erschöpfung und dem Burnout. Wenn in einer beruflichen oder privaten Umgebung nicht Sinnhaftigkeit, Ehrlichkeit und Loyalität die Maxime des Handelns sind, sondern nur mehr Druck im System ausgeübt wird, hat dies Konsequenzen die wir oft bitter bezahlen müssen.

> ► Unfreiheit, Abhängigkeit
> ► innere Spannung
> ► mangelnde Flexibilität
> ► Angst, Ängstlichkeit
> ► Kraftlosigkeit
> ► Burnout, Erschöpfung

Abbildung 31: **Energetische Folgen**

DAS UNTERBEWUSSTSEIN

Die Ursachen für vieles was wir erleben, sind uns oft gar nicht bewusst. Wenn wir davon ausgehen, dass alles was wir erleben, seinen Sinn und seine Ursachen besitzt, so sollte unser Hauptaugenmerk bei allem was wir erleben genau darauf gerichtet sein. «Was ist der Sinn? Warum erlebe ich das und nicht anderes? Worin liegt der Grund?» Viele Aspekte unseres Egos sind uns ja nicht bewusst. Das Ego, unsere Persönlichkeit mit vielen, vielen Facetten macht sich bemerkbar, aber wie es entsteht, dass wir traurig sind, dass wir ärgerlich werden, Sorge haben oder enttäuschst sind, das ist uns an sich in seiner Entstehung und Bedeutung oft nicht bewusst. Vieles Erlebte gleitet entweder sofort oder irgendwann in unser Unterbewusstsein und beeinflusst uns von dort, ohne dass wir dies an uns wahrnehmen oder abschätzen können. Auf der einen Seite will uns das Unterbewusstsein davor bewahren, dass wir schmerzhafte, verstörende Aspekte dauernd an unserer Bewusstseinsoberfläche tragen und kontinuierlich damit konfrontiert sind. Auf der anderen Seite muss das Unterbewusstsein, und das ist ja eine Aufgabe unseres Lebens, letztendlich wieder von dem befreit werden, was abgespeichert ist, um tatsächlich bewusst leben zu können. So müssen wir zu unserem Unbewussten auf die eine oder andere Weise Zugang und Kontakt bekommen. Dankbarkeit und Vertrauen zum Beispiel ist ein ganz wichtiger energetischer Zugangsweg, und Liebe zu uns natürlich.

Manchmal sind uns manche unserer Reaktionen unverständlich, ja geradezu fremd. Es spürt sich das so an, als ob es gar nicht zu uns gehörte. Dann liegt die Vermutung nahe, dass dies Aspekte sind, die für unser Wachbewusstsein verborgen im Unterbewusstsein abgelegt sind.

Durch Gedanken, Erlebnisse oder den inneren Spürsinn oder auch durch Emotionen wird uns klar: «Da stimmt doch eigentlich etwas nicht in mir. Warum macht mich diese Situation so traurig? Woran erinnert sie mich? Wieso verhalte ich mich eigentlich so?» Manchmal werden wir zornig oder emotional auf andere Weise berührt, was aus unserem Inneren kommt. Wenn wir aus der Emotion wieder herauskommen, wenn wir dann ruhig sind und gelassen sind, sagen wir uns: «*Das wäre doch gar nicht notwendig gewesen. Ich verhalte mich ja eigentlich gar nicht so normalerweise. Dann kommt plötzlich diese Situation und hat mich völlig verändert und diese explosionsartige Reaktion in mir ausgelöst.*»

Wir gehen mit abgespeicherten Aspekten unseres Unterbewusstseins in Resonanz. Weil manches was wir erleben in unserem Unterbewusstsein abgespeichert ist, kann es über die Resonanz aus dem Außen getriggert werden. Was in unserem Inneren nicht geheilt ist, ist offen für Resonanz und kann uns dadurch in unser Bewusstsein gebracht werden. Solange diese Speicherungen nicht geheilt werden, verbleiben sie im Unterbewusstsein und entladen sich, wenn der Trigger sie anspricht. Ist kein Trigger in der Nähe, so kann es sich um den liebenswürdigsten, freundlichsten Menschen handeln, dem niemand solche Zornausbrüche zutrauen würde.

Der Zugang zum Unbewussten erlaubt uns, die Ursachen für das So-Sein unseres Lebens zu erfassen. Manchmal ist dies zur Beherrschung eines Symptoms auch nicht notwendig. Wir können uns mit unserer Wut auseinandersetzen und können sagen: «*Jetzt schaue ich mir einmal meine Wut an.*» «Wann komme ich denn in eine Wutsituation? Warum kann ich mich denn

> ▸ Das Unterbewusstsein ist eine Energieform von tiefer Bedeutung.
>
> ▸ Es ist zu unserem Schutz vorhanden.
>
> ▸ Die Bearbeitung des dort Abgespeicherten ist nur aufgeschoben, aber nicht aufgehoben.
>
> ▸ Die Zugangswege zum Unterbewusstsein sind spirituelle Werkzeuge: Dankbarkeit, Vertrauen, Liebe.
>
> ▸ Das Unbewusste lässt sich oft lange «bitten», bis es wohldosiert seinen Inhalt preisgibt.
>
> ▸ Auch von sich aus hat das Unbewusste Tendenz und Drang, sich bewusst zu machen.
>
> ▸ Die Bewusstwerdung erfolgt als Spiegelung in unserem Leben: innerlich in Form von Emotionen oder Gedanken, äußerlich in Form von Erlebnissen, in Form unseres Lebens.
>
> ▸ Eine unserer Lebensaufgaben ist es, unser Unterbewusstsein völlig zu leeren.

Abbildung 32: **Zur Bewusstwerdung des Unbewussten**

eigentlich nicht anders wehren als zu explodieren?» Häufig besteht auch eine gewisse Uneinsichtigkeit, die dazu führt, sich mit dieser Emotion nicht beschäftigen zu wollen. Besonders wenn dieses Verhalten zu schwerwiegenden privaten oder beruflichen Konsequenzen führt, kommt es oft doch zur Einsicht und der Betroffene beginnt an sich zu arbeiten. Manchmal führt dies zum Ziel, häufig werden uns die Zusammenhänge jedoch nicht klar, und es kommt nur zu einer Besserung, nicht aber zur Heilung. Dann ist ein meditativer Zugang in uns selbst erforderlich.

Atmen wir tief, entspannen wir uns und kommen wir in eine innere Haltung, in der wir uns mit uns selbst verbinden können. Halten wir Aufmerksamkeit auf das dritte Auge in der Mitte der Stirn zwischen den Augenbrauen, um Zugang zu uns zu bekommen. Sagen wir uns: «*Ich bin ein kontrollierter, ruhiger Mensch, der ruhig durchs Leben geht.*» «**Welche Situationen schaffen es, dass ich meine Kontrolle über mich verliere, dass ich wie völlig verändert reagiere, ohne zu wissen warum?**» Denken wir gar nicht. Beginnen wir zu schweben, ganz leicht zu werden, und lassen wir die entsprechenden Abspeicherungen kommen. «*Ich will Reaktionen die mir nicht erklärlich sind, aus meinem Unterbewusstsein aufklären.*» «**Wann entsteht eine solche Reaktion in mir? Wodurch ist sie ausgelöst?**» Lassen wir uns ein paar Minuten Zeit, schreiben wir das was kommt dann einmal nieder.

Nochmals: Es geht um Situationen, in denen wir die Kontrolle über uns verlieren. Wir erleben etwas, und plötzlich reagieren wir so, wie wir gar niemals reagieren. Nicht ruhig und überlegt, sondern etwas in uns reagiert auf eine bestimmte emotionale Art und Weise, und wir wollen die Frage beantworten: «**Wann geschieht das? Wodurch wird es ausgelöst? Wodurch verliere ich meine Beherrschung?**»

Spüren wir so lange in uns hinein, bis uns diese Situation bewusst ist. Jetzt wissen wir, spüren wir, was uns unsere Beherrschung verlieren lässt, und dann werden Wut, Angst, Trauer, Enttäuschung, Weinen oder sich zurückgesetzt Fühlen ausgelöst. Nun konfrontieren wir diese Emotion mit entsprechenden Affirmationen. Das kann man ausgiebig vielleicht eine Woche lang eine halbe Stunde am Tag machen. Es geht hier um positive Sätze, um Bestätigungen, die genau auf diese Emotion, die ausgelöst wird, abgestimmt sind, zum Beispiel: «*Es ist gar nicht nötig, dass ich Wut habe. Ich bin beherrscht. Ich kann meine Wut beherrschen. Meine Wut schadet mir. Ich will mich aus allem lösen, was meine Wut erzeugt.*» Fokussieren wir uns auf die entsprechende Emotion, und trachten wir, sie loszulassen, uns davon zu befreien und uns durch sie durchzubewegen.

Wenn dies nicht zur Heilung führt, können wir in diese Situation, die diese Wut zum Beispiel auslöst, hineingehen. Rufen wir die Emotion auf, und lassen wir uns von ihr in meditativer Haltung in ihre auslösende Ursache führen. Lassen wir uns an den Punkt unseres Bewusstseins führen, mit dem diese Emotion in einer Resonanzbeziehung steht. **«Was trage ich in mir, womit ein Erlebnis im Außen in Resonanz geht?»** Wir werden Szenen zum Beispiel in unserer Kindheit sehen, in denen wir uns so sehr nach Aufmerksamkeit und Liebe gesehnt haben, und sie nicht erhalten haben. Das Erlebnis, vom Chef zum Beispiel nicht gelobt zu werden, erinnert uns an unseren tiefen inneren Schmerz der Kindheit, und wir beginnen hemmungslos zu weinen.

Oder ein anderes Beispiel: Wir erinnern uns, dass wir ein kleines Geschwisterchen bekommen haben, und plötzlich die Aufmerksamkeit unserer Eltern von uns weg auf das andere Kind gerichtet war. Darüber wurden wir so zornig, dass wir einen Tag lang nicht gesprochen haben. An diesen Zorn erinnern wir uns, wenn wir in einer Gesellschaft nicht beachtet werden, und niemand mit uns spricht. Dann werden wir zornig und beginnen vielleicht eine wütende Konversation.

Vielleicht noch ein letztes Beispiel: Immer wenn unsere Freiheit eingeschränkt wurde, wurden wir böse, weil wir frei sein wollten. Immer dann wenn es darum ging, in eine Bindung einzutreten, sei es privat oder beruflich, haben wir oft im letzten

Augenblick Angst vor dieser Bindung gehabt, und sind diese Bindung nicht eingegangen, weil wir geglaubt haben, unsere Freiheit zu verlieren. Und wir erinnern uns meditativ zurück und durchblicken unser ganzes Leben, wer unsere Freiheit eingeschränkt hat, und wir kommen zu unserer Mutter, die immer alles besser wusste, die immer Entscheidungen für uns treffen wollte, die oft drohte, wenn wir das was sie wollte nicht getan haben, und recht haben wollte, bis ins kleinste Detail. Und irgendwann verstehen wir dann unsere Haltung, diese Angst vor Bindung, und lösen uns aus dem Trauma, das wir mit unserer Mutter erlebt haben, heraus, indem wir uns mit ihr versöhnen, indem wir nicht böse sind zu ihr, sondern indem wir sie in die Arme nehmen und ihr sagen: «*Aus irgendeinem Grund hast Du mir immer gesagt, was ich tun soll. Du wolltest mich nicht freilassen. Heute weiß ich es selbst. Heute bin ich mir meiner selbst bewusst. Ich danke Dir, dass Du durch Deine Haltung mich zu mir selbst in meine Freiheit geführt hast, und ich nun keine Angst um meine Freiheit mehr haben muss. Ich kann mich vertrauensvoll in eine liebevolle Verbindung begeben.*»

Wir können uns jedoch auch mit einer Erfahrung aus einem früheren Leben verbinden. Nehmen wir einmal an, wir spüren Ohnmacht in unserem Leben, zum Beispiel wenn wir einen übermächtigen Partner haben, einen machtvollen Vater, der keine Widerrede duldet, oder uns in einer beruflichen Situation befinden, in der Macht auf uns ausgeübt wird, und wir sind durch diese Machtausübung in einer solch schwierigen psychischen Situation, dass unsere gesamte Kraft schwindet und wir ohnmächtig dieser Situation gegenüberstehen. Es stellt sich nun die Frage, warum wir in eine solche Situation geraten sind, und uns einer solchen Situation aussetzen mussten. Die Ursachen dafür wird man nur in einem früheren Leben klarstellen können. Wenn wir nun meditativ dieses Thema der Machtausübung aufrufen und in Stille und völliger Entspannung, wie jetzt in dieser

Meditationsübung, dieses Thema als Energie in unserem Energiekörper ausdehnen, so kann zum Beispiel ein Bild kommen, dass wir einst in einer sehr machtvollen Position waren, und diese Machtposition tatsächlich mit Gewalt ausgeübt haben. Wir haben uns nicht darum gekümmert, was andere Menschen, die mit uns konfrontiert waren, gefühlt haben, und ob sie Schmerzen erlitten oder wir ihnen ihre Menschenwürde genommen haben, sondern wir sind unbeirrt diesen Weg gegangen, ohne uns um die Konsequenzen dieses Handelns zu kümmern. Im nächsten Leben werden wir also, um zu erleben, wie es denen die unter uns gelitten haben gegangen ist, genau ihr Schicksal erleben. Wir werden mit dem konfrontiert sein, was durch uns selbst entstanden ist, um zu lernen, wie wir verantwortungsvoll und liebevoll mit einer uns übertragenen Position umgehen können. Die Heilung in einer solchen Situation ist wohl, uns mit all denen, die unter uns gelitten haben, auf energetischem Wege auszusöhnen. In liebevoller und verständnisvoller, bedauernder Art und Weise werden wir um Vergebung bitten und in diesem Leben entsprechende Entscheidungen treffen, die die Taten, die wir früher begangen haben, ausgleichen. Gutes tun an anderen Menschen, die in sehr unterprivilegierter Stelle in unserem System leben, werden großzügig bedacht, ideell und materiell, oder anderes wird durch uns geschehen, wodurch wir das durch uns einmal Geschehene ausgleichen können. Schließlich werden wir uns noch mit uns selbst in diesem Aspekt versöhnen müssen, indem wir uns die Frage beantworten: «**Warum war ich damals so maßlos? Warum habe ich meine Macht missbraucht? Warum habe ich nicht verstanden, dass das was durch mich geschehen ist, entsprechende karmische Folgen hat?**» Und auch hier werden wir Antworten bekommen, Antworten die vielleicht auf unser verschlossenes Herz, auf unser mangelndes Bewusstsein hinzielen, die die fehlende Empathie ansprechen, unser mangelndes Verständnis für die Zusammenhänge, die ethischen, spirituellen Zusammenhänge in dieser Welt. Dies wird vielleicht Rückschlüsse auf unsere derzeitige Situation erlauben, und uns die Frage stellen, wie wir uns derzeit zu uns selbst und zu unseren Mitmenschen verhalten.

Generell werden wir uns nur dann mit Erfahrungen in früheren Leben beschäftigen, wenn unser derzeitiges Leben für eine Klärung der Situation nicht ausreichend Information bietet. Wir dürfen jedoch nicht vergessen, dass all das was durch uns geschehen ist, und all das was nicht an unserer Vergangenheit geheilt ist, in uns nach wie vor abgespeichert ist, und dass das Unterbewusstsein jener Energiebereich ist, in dem all das was nach wie vor einer Klärung und Heilung entgegensieht, gespeichert ist. Vieles von dem, was durch uns geschieht, ist durch abgespeicherte Informationen in unserem Unterbewusstsein erklärbar. Vieles von dem, was in unserem Unterbewusstsein ruht und eben nicht geheilt ist, kostet uns kontinuierlich Lebenskraft, und bringt uns oft in persönlich herausfordernde Situationen. Wie viel ist über das uns Unbewusste, über diesen Raum, in dem das Unbewusste gespeichert wird, geschrieben worden, und wie wichtig erscheint es, spirituell Zugang zu diesen Informationen zu bekommen, indem wir mit uns selbst arbeiten, indem wir in Liebe und Dankbarkeit Wege finden, die Information aus dem Unterbewusstsein abzurufen und Erklärungen und Sinnhaftigkeit zu bekommen, die für unser Leben so bedeutend sind.

Ende Meditation

Abbildungsverzeichnis

Abb. 1: Wege in die Lebenskraft 21

Abb. 2: Ehrlichkeit – Aufrichtigkeit 24

Abb. 3: Affirmationen 27

Abb. 4: Leben wir Mangel, oder leben wir Überfluss?..........35

Abb. 5: Lebenskraft 39

Abb. 6: Unser Energiestatus ist ein Maß unseres Bewusstseins. .48

Abb. 7: Heben wir unseren Geist auf eine hohe Ebene.........57

Abb. 8: Lebenskraft ist eine Energie 66

Abb. 9: Affirmationen für: Der Fokus liegt auf mir............73

Abb. 10: Auf mich kommt es an.............................90

Abb. 11: Ich befreie mich..................................94

Abb. 12: Heilsame Techniken zur inneren Lösung
         von Erfahrungen..................................103

Abb. 13: Verbindung und Trennung 109

Abb. 14: Die Ebenen unserer Energie 113

Abb. 15: Einfluss der umgebenden Energie auf
         unsere Lebenskraft...............................115

Abb. 16: Einfluss der umgebenden Energie auf
         unsere Lebenskraft...............................121

Abb. 17: Das Außen spiegelt wie wir sind...................126

Abb. 18: Affirmationen zur Selbsterkenntnis.................127

Abb. 19: Die Kraft in uns 133

Abb. 20: Lebenskraft fließt 138

Abb. 21: Die Ruhe verbindet uns mit uns selbst 144

Abb. 22: Affirmationen: Stille.............................149

Abb. 23: Trennung................................162

Abb. 24: Der Schlaf bringt Kraft..........................169

Abb. 25: Ohne Kraft kein Sieg...........................180

Abb. 26: Siegermentalität.................................181

Abb. 27: Affirmationen: Gewinnen, Erfolg haben.............183

Abb. 28: Was fehlt wenn der Sieg ausbleibt?.................185

Abb. 29: Affirmationen: Ängstlichkeit.......................188

Abb. 30: Körperliche Folgen..............................190

Abb. 31: Energetische Folgen.............................192

Abb. 32: Zur Bewusstwerdung des Unbewussten.............195

Meditationsverzeichnis

Zum Inhalt des Buches 12

Selbstbewusst sein – Selbstwert 28

Die innere Befreiung 60

Befreiung, Auslöschung 98

Ich lasse mich nicht anstecken, ich bin immun 118

Vertrauen – die Kraft der Transformation 140

Bewegung in der Stille 145

Trennung und Verbindung 163

Erfolg – Glückseligkeit 176

Ängstlichkeit 186

Unterbewusstsein 196

ÜBER DEN AUTOR

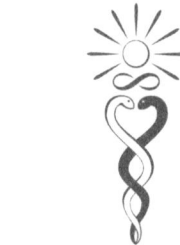

Univ. Prof. Dr. Raimund Jakesz

Medizin & Spiritualität

Univ. Prof. Dr. Raimund Jakesz ist Professor an der Medizinischen Universität Wien und Facharzt für Chirurgie. Im Lauf der Jahre spezialisierte er sich auf onkologische Chirurgie, und hier wieder besonders auf Patientinnen mit Brustkrebs.

Prof. Jakesz studierte an der Medizinischen Fakultät der Universität Wien, wo er 1973 promovierte. Anschließend erfolgte seine Ausbildung zum Facharzt für Chirurgie an der damaligen 1. Chirurgischen Universitätsklinik Wien. 1980 erhielt er seine Facharztanerkennung für Allgemeinchirurgie.

Während eines Forschungsaufenthalts am Nationalen Krebsinstitut in Bethesda/Maryland/USA (NCI) beschäftigte sich Prof. Jakesz experimentell mit der Hormonabhängigkeit von Brusttumoren. Diese Tätigkeit am NCI hat seinen weiteren wissenschaftlichen Werdegang sehr geprägt und maßgeblich zu seiner Habilitation beigetragen, die 1990 erfolgte.

Seine ausgedehnte chirurgische Tätigkeit, insbesondere bei Patienten mit onkologischen Erkrankungen, die wissenschaftlichen Aktivitäten in organisatorischer Hinsicht und die ausgedehnte Publikationstätigkeit führten schließlich 1996 zur Ernennung zum Ordentlichen Universitätsprofessor für Allgemeinchirurgie.

Von 1996 bis September 2016 leitete Prof. Jakesz die Abteilung für Allgemeinchirurgie an der Universitätsklinik für Chirurgie am AKH Wien.

Mitte der 1980er Jahre gründete Prof. Jakesz gemeinsam mit einigen Freunden die ABCSG – Austrian Breast & Colorectal Cancer Study Group, die sich im Lauf der Jahre zu Österreichs größter akademischer Forschungsorganisation entwickelte. Die ABCSG führt international erfolgreiche klinische Studien zu Brust- und Darmkrebs durch, die maßgeblich zu wissenschaftlichen Entwicklungen beigetragen und zu neuen Therapiemaßnahmen geführt haben. Betroffene können dadurch die bestmögliche, neueste Therapie erhalten. Mehr als 20 Jahre lang leitete Prof. Jakesz die ABCSG als Präsident, heute ist er Vizepräsident.

Für Prof. Jakesz gilt seit vielen Jahren ein besonderes Augenmerk einem ganzheitlichen Therapieansatz. Vom Anfang seiner Berufstätigkeit an erkannte er die Bedeutung der interdisziplinären Behandlung, die alle diagnostischen und therapeutischen Fachrichtungen, die mit onkologischen Krankheiten befasst sind, miteinbezieht. Für Prof. Jakesz ist der Mensch als ganzheitliches Wesen eine Einheit aus verschiedenen Aspekten, wie Körper, Verstand, Emotionen und Gefühlen, und schließlich dem Bereich der Psyche, Seele.

Seit seiner Emeritierung im Herbst 2016 widmet sich Prof. Jakesz neben der Weiterführung seiner Tätigkeit als Chirurg und in der Lehre in verstärktem Ausmaß seiner Vortrags- und Seminartätigkeit, in der er seine große Erfahrung in der spirituellen Begleitung Krebskranker und in der präventiven Gesunderhaltung durch spirituelle Selbsterkennung weitergibt.

Mail: raimund.jakesz@meduniwien.ac.at
Web: www.jakesz.com

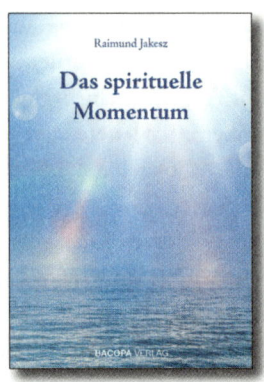

Jakesz Raimund
Das spirituelle Momentum

Viele Wege müssen beschritten werden, um den Schleier vor dem Verborgenen ein Stück wegzuziehen und dort hineinzublicken, wo die Geheimnisse unseres Lebens sind. Der Autor behandelt seit 40 Jahren Patientinnen mit Brustkrebs, und in all dieser Zeit horchte er in die Betroffenen, stellte Fragen, und bewegte die Antworten im eigenen Herzen, um Erkenntnis zu erfassen: Welche Aspekte können mit Krankheit verbunden sein? Was kann notwendig sein, um wieder gesund zu werden und gesund zu bleiben? Diese fortwährende Auseinandersetzung mit dem Aspekt Heilung führte auch zu eigenen spirituellen Entwicklungsschritten.

Das vorliegende Buch soll eine Möglichkeit bieten, ein wenig die Sehnsucht zu stillen, die essenziellen Fragen des Lebens zu beantworten, Erkenntnis der Zusammenhänge in Selbstbeobachtung des eigenen Seins zu erhalten. Das Lesen der Zeilen soll in innerer Stille erfolgen, ja in der inneren Leere, die doch so voll ist, wenn wir uns auf sie einlassen, um die Reflexion des eigenen Wesens zu hören. Es geht um einen Paradigmenwechsel, nämlich: die Hinwendung zu sich selbst, die zeitweilige Abkehr von dem Außen und das

Eintauchen in die wunderbare Komplexität des eigenen Wesens zur Erkennung der eigenen Essenz in Liebe und Demut zu sich und anderen und der Welt.

Was kann das Buch besonders machen? Es kann zu sich führen, es kann dem eigenen Streben vieler Menschen entsprechen: Wie komme ich in die Freude, den Frieden, die Liebe? Deshalb ist dem Momentum im Titel Raum gegeben, nämlich Bewegung im Augenblick, Ansporn, Absicht, absichtsvoll und absichtslos wertfrei, Ruhe, bewegte Ruhe, ruhiges Bewegen.

Das Buch stellt sich Themen, die das Leben betreffen, ohne Zitate, ohne Literatur, ohne der Notwendigkeit von Vorwissen. Es will dem in uns Verborgenen auf die Spur kommen. Es will mit Affirmationen und Meditationen Wege zur Änderung aufzeigen, heraus aus Zweifel, Wut, Hass, Egoismus, Trauer und Enttäuschung. Viele Aspekte der Welt zeigen Änderung. Nützen wir den Augenblick, bleiben wir nicht auf der Strecke, sondern werden wir zur Änderung.

204 Seiten, Abb., mit Lesebändchen, geb.

ISBN 9783903071575   **€ 19,80**

Schiedlberg, BACOPA Verlag 2018